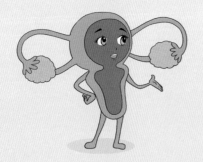

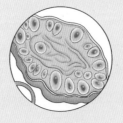

·季加孚· ·张 宁·
　总主编　　执行总主编

肿瘤科普百科丛书

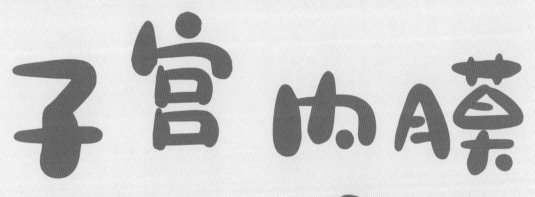

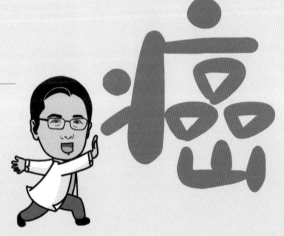

主　编　王建六

人民卫生出版社
·北 京·

编　者（按汉语拼音排序）

程　瑾	北京大学人民医院放射科	田　莉	北京大学人民医院妇产科
程　媛	北京大学人民医院妇产科	王　殊	北京大学人民医院乳腺外科
邓　浩	北京大学人民医院妇产科	王勃诗	北京大学人民医院营养科
范　源	北京大学人民医院妇产科	王朝华	北京大学人民医院妇产科
高　蕾	北京大学人民医院妇产科	王建六	北京大学人民医院妇产科
耿　京	北京大学人民医院妇产科	王婧元	北京大学人民医院妇产科
郝　娟	北京大学人民医院妇产科	王益勤	北京大学人民医院妇产科
何翊娇	北京大学人民医院妇产科	王志启	北京大学人民医院妇产科
贺　淼	北京大学人民医院妇产科	杨　潇	北京大学人民医院妇产科
李小平	北京大学人民医院妇产科	杨　欣	北京大学人民医院妇产科
李星辰	北京大学人民医院妇产科	张　迪	北京大学人民医院妇产科
梁斯晨	北京大学人民医院妇产科	张　果	北京大学人民医院妇产科
梁旭东	北京大学人民医院妇产科	赵　昀	北京大学人民医院妇产科
刘　淼	北京大学人民医院乳腺外科	赵丽君	北京大学人民医院妇产科
刘春兰	北京大学人民医院妇产科	赵路阳	北京大学人民医院妇产科
柳　鹏	北京大学人民医院营养科	郑　晔	北京大学人民医院放疗科
沈晓燕	北京大学人民医院妇产科	周静怡	北京大学人民医院妇产科
孙秀丽	北京大学人民医院妇产科	祝洪澜	北京大学人民医院妇产科
唐志坚	北京大学人民医院妇产科		

秘　书　郝　娟　北京大学人民医院妇产科

《肿瘤科普百科丛书》编写委员会

总 主 编　季加孚

执行总主编　张 宁

编　　　委　（按姓氏笔画排序）

王建六　北京大学人民医院

邢宝才　北京大学肿瘤医院

朱 军　北京大学肿瘤医院

江 涛　首都医科大学附属北京天坛医院

李学松　北京大学第一医院

杨 跃　北京大学肿瘤医院

步召德　北京大学肿瘤医院

吴 楠　北京大学肿瘤医院

张 宁　首都医科大学附属北京安贞医院

张 彬　北京大学肿瘤医院

张晓辉　北京大学人民医院

林天歆　中山大学孙逸仙纪念医院

欧阳涛　北京大学肿瘤医院

季加孚　北京大学肿瘤医院

郑 虹　北京大学肿瘤医院

郝纯毅　北京大学肿瘤医院

徐万海　哈尔滨医科大学附属第四医院

高雨农　北京大学肿瘤医院

曹 勇　首都医科大学附属北京天坛医院

樊征夫　北京大学肿瘤医院

序 一

　　健康是促进人全面发展的必然要求，是经济社会发展的基础条件，是民族昌盛和国家富强的重要标志。人们常把健康比作 1，事业、家庭、名誉、财富等就是1 后面的 0，人生圆满全系于 1 的稳固。目前我国卫生健康事业长足发展，居民主要健康指标总体优于其他中高收入国家平均水平，健康中国占据着优先发展的战略地位。但随着工业化、城镇化、人口老龄化进程加快，中国居民生产生活方式和疾病谱不断发生变化。心脑血管疾病、癌症、慢性呼吸系统疾病、糖尿病等慢性非传染性疾病导致的死亡人数占总死亡人数的 88%，这些疾病负担占疾病总负担的 70% 以上。了解防控和初步处理这些疾病的知识，毋庸置疑，会降低这些疾病的发生率和死亡率，会降低由这些疾病导致的巨大负担。

　　我国人口众多，人均受教育水平较低，公众的健康素养存在很大的城乡差别、地区差别、职业差别，因此公众整体的健康素养水平较低。居民健康知识知晓率低，吸烟、过量饮酒、缺乏锻炼、不合理膳食等不健康生活方式比较普遍，由此引起的疾病问题日益突出。《"健康中国 2030"规划纲要》中指出，需要坚持预防为主，深入开展爱国卫生运动，倡导健康文明生活方式，预防控制重大疾病。这是健康中国战略的重要一环，需要将医学知识、健康知识用公众易于理解、接受和参与的方式进行普及。这种普及必须运用社会化、群众化和经常化的科普方式，充分利用现代社会的多种信息传播媒体，不失时机地广泛渗透到各种社会活动之中，才能更有效地助力健康中国战略。

　　据统计，中国每天有 1 万人确诊癌症，癌症是影响人民身体健康的重要杀手之一。在众多活跃于肿瘤临床一线、热衷于为人民健康付出的专家们的支持和努力下，通过多次研讨，我们撰写了这套《肿瘤科普百科丛书》，它涵盖了我国最常见的肿瘤。我们在吸取类似科普读物优点的基础上，不单纯以疾病分类为纲要介绍，还以患者对不同疾病最关心的问题为中心进行介绍。同时辅以更加通俗的语言和图画，描述一个器官相关的健康、保健知识，不但可以使"白丁"启蒙，还可以使初步了解癌症知识的人提高水平。

最后，在此我衷心感谢每一位主编和编委的支持和努力，感谢每位专家在繁忙的工作之余，仍然为使患者最终获益的共同目标而努力，也希望该丛书能够助力健康中国行动。

季加孚

北京大学肿瘤医院　北京市肿瘤防治研究所

2022 年 4 月

序 二

我们欣喜地看到北京大学人民医院王建六教授组织专业团队编写了《肿瘤科普百科丛书——子宫内膜癌》。

健康中国战略提出要覆盖全生命周期，关注生命健康。子宫内膜癌是妇科常见的恶性肿瘤，其发病率仅次于子宫颈癌。该病与代谢病密切相关。随着社会的发展，人们的生活方式发生了重大改变，代谢病增加，人口老龄化，子宫内膜癌发病率也呈逐年上升并有年轻化的趋势。越来越多的读者、学者以及患者，特别是女性朋友，对子宫内膜癌相关知识的渴求日益强烈。目前有关子宫内膜癌的书籍，大部分为专业书籍，非医学专业背景的读者难以读懂和理解。

为了满足广大群众对子宫内膜癌科普知识的需求，北京大学人民医院王建六教授组织专业团队编写了本书。为了使广大读者多方位了解子宫内膜癌相关知识，本书对子宫内膜癌相关内容从解剖生理，到子宫内膜癌的病因、发病机制、临床表现、诊断、治疗及预后等方面都做了详尽地介绍。

本书的编写人员由临床经验丰富的一线专家组成。他们多年从事妇科肿瘤临床及相关专业工作，结合临床经验和最新的研究进展，本着严谨的科学精神，又用通俗易懂的文字，带领大家由浅入深全面了解子宫内膜癌，帮助大家了解子宫内膜癌这个疾病，也为读者进一步学习子宫内膜癌知识提供了很好的专业性科普资料。

虽然子宫内膜癌还不能像宫颈癌那样有成熟的筛查方案和防治措施，但通过本书对子宫内膜癌全面、系统地介绍，读者可以了解哪些是子宫内膜癌发病的"高危因素"，哪些是子宫内膜癌发病的"高危人群"，从而科学、合理地预防并积极治疗疾病。

编写此书，希望能解决当今信息时代人们面对子宫癌症无所适从的问题，避免出现"有病乱投医"，在向公众普及医学知识的同时，为社会的和谐发展、良好的医患沟通搭建桥梁。此书叙述全面，实用性强，对关注女性健康工作者，以及年轻医生及医学生来说也是一本值得阅读的参考书。

魏丽惠

北京大学妇产科学系

北京大学人民医院

2022 年 4 月

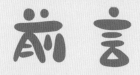

前　言

　　子宫内膜癌是常见的妇科恶性肿瘤，其发病率呈全球性升高，并有年轻化趋势。在欧美国家，子宫内膜癌是最常见的女性生殖道恶性肿瘤；在我国一些大城市如上海和北京，其发病率超过了宫颈癌。北京大学人民医院妇科肿瘤团队几十年来对子宫内膜癌进行了系列深入研究，积累了一定的经验，为了让广大女性同胞能够了解子宫内膜癌发病相关因素、如何诊断及治疗，以及如何预防等，我们以科普的形式，对子宫内膜癌这个疾病进行详细讲解，从而帮助大家更好地理解该疾病，采取健康的生活方式预防子宫内膜癌的发生。

　　本书列出与子宫内膜癌相关的41个方面的内容，以问答的方式从子宫的解剖生理，到子宫内膜癌的发病原因、临床诊断、治疗、预后及预防等全方位、多角度系统地作了介绍，同时也体现了新的进展，如较为系统地论述了子宫内膜癌的传统Bokhman分型（Ⅰ型和Ⅱ型）、组织病理学分型、最新的分子分型，子宫内膜癌精准病情评估和前哨淋巴结、分子免疫治疗等新的进展。本书也展现了子宫内膜癌治疗的新理念，如年轻早期子宫内膜癌患者保留生育功能，系统介绍了保留生育功能的适应证、治疗方法及临床效果等，使得很多年轻女性患者朋友在与疾病作斗争的过程中也实现了做母亲的愿望，从而促进家庭幸福和社会和谐。

　　本书采用问答形式，共有200余个问题，针对子宫内膜癌的热点及焦点问题，如卵巢去留、淋巴结切除、激素治疗等进行了讲解。本书的特点是在普及一般性概念和基础知识的同时，尽可能突出实用性和新进展，目的是为广大女性朋友及关注女性健康的朋友答疑、解惑。

　　本书由专业的妇科肿瘤专家、临床经验丰富的乳腺科、放射科、化疗、放疗及营养学专家共同编写。感谢编写人员在繁忙的临床、科研工作之余，及时完成书稿的编写任务。感谢魏丽惠老师为本书作序，希望本书能够为改善女性健康、为"健康中国"战略贡献力量。

本书是编写团队首次针对子宫内膜癌面向大众进行专业的科普，因编写者水平有限，定有不足及不当之处，敬请广大读者批评指正。

王建六

北京大学人民医院

2022 年 4 月

目 录

一、女性的子宫在身体什么部位，有什么用

-------------------- （一）子宫及其毗邻 --------------------

1. 子宫位于人体的什么位置

子宫位于盆腔的中央，在耻骨联合的后下方，也就是位于我们平时俗称的"小肚子"；子宫呈前倾前屈位，正常情况下我们自己从腹部是摸不到子宫的。当女性怀孕或子宫上长了比较大的瘤子比如子宫肌瘤导致子宫增大时，自己可能在下腹部触及到增大的子宫。

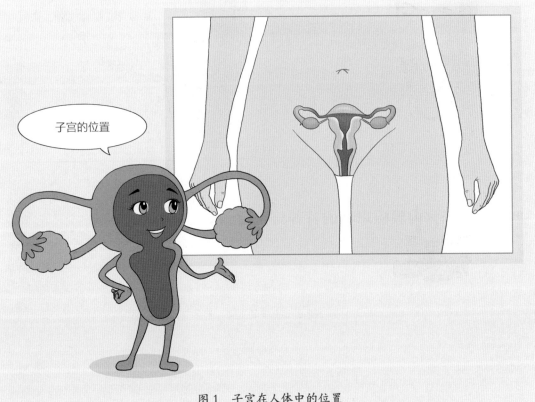

子宫的位置

图 1　子宫在人体中的位置

2. 子宫长得像什么

子宫是个神奇的器官，是生命的摇篮。子宫上部较宽，称为子宫体，其中顶端称为子宫底，宫底两侧称为子宫角，两侧宫角连接着输卵管。子宫下部较窄，呈圆柱状，称为子宫颈，未产的女性宫颈呈圆形，有阴道分娩史的女性宫颈可能在分娩过程中裂伤形成横裂。子宫体与子宫颈长度的比例主要与年龄和卵巢功能有关，青春期前宫体长度小于宫颈长度，为 1∶2，育龄期女性子宫体增大比例变为 2∶1，绝经后子宫逐渐萎缩，宫体和宫颈的长度为 1∶1。

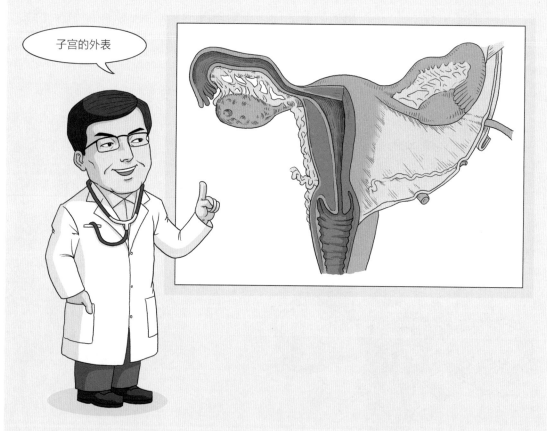

子宫的外表

图 2　子宫的外表

3. 子宫的内部构造是什么样子的

如果把子宫纵行剖开，可以看到子宫腔呈上宽下窄的倒三角形，两端与双侧输卵管相连，尖端指向宫颈管；子宫颈管内腔为梭形，长约2.5~3cm，通向阴道。子宫体与子宫颈连接最为狭窄的地方称为子宫峡部，非孕期长约1cm，妊娠期随着子宫的增大可延伸至7~10cm成为子宫下段，以辅助子宫容量的扩增，给胎儿足够的成长空间。

子宫体和子宫颈的组织结构还不太一样，子宫体由内向外分为子宫内膜层、肌层和浆膜层。子宫腔内膜由内到外又可分为三层，分别为致密层、海绵层和基底层，前两层位于内膜表面的2/3，称为功能层，受卵巢激素影响可以周期性增生和脱落，伴随内膜的脱落子宫出血形成月经，基底层位于紧靠子宫肌层的内1/3内膜，不受卵巢激素影响。子宫内膜是受精卵的温床，如果内膜受损过薄不足以让受精卵扎根，就可能引起不孕症或流产。长期子宫内膜炎症或人工流产等宫腔操作容易引起子宫内膜的损伤，所以一定要注意爱护内膜，做好避孕措施，避免或减少流产次数。子宫颈管内黏膜为单层高柱状上皮，内含腺体可分泌碱性黏液，形成的黏液栓堵塞子宫颈管，可以说是子宫内膜的哨兵，抵挡来自阴道的病原微生物，保护子宫内膜，减少感染机会。月经期由于经血的冲刷，宫颈黏液栓脱落，防御能力下降，因此一定要注意经期卫生，尤其避免经期性生活。宫颈阴道部由复层鳞状上皮覆盖，其与柱状上皮交界处为宫颈癌的好发部位。

子宫肌层由大量平滑肌组织、少量胶原纤维和弹力纤维组成，非孕期厚约0.8cm；覆盖于子宫外层的腹膜称为浆膜层。子宫颈由大量结缔组织、少量平滑肌组织、弹力纤维及血管组成。

4. 子宫如何固定于盆腔

多数女性的子宫体在盆腔中略倒向身体的前方即腹壁的方向，即前倾。宫颈位于阴道的顶端。要想保持子宫的正常位置，需要很多得力的助手，包括子宫的韧带、盆底肌肉以及筋膜的支托。子宫韧带包括阔韧带、圆韧带、主韧带以及宫骶韧带。阔韧带如双翼般自子宫侧壁延伸至骨盆壁，固定子宫、限制子宫向两侧倾斜；圆韧带呈圆索状自宫角前面发出，经盆壁、腹股沟止于大阴唇，协助维持子宫的前倾位置；主韧带在阔韧带下方，横行于子宫颈两侧与骨盆侧壁，是固定子宫颈位置、限制子宫脱垂的主要结构；宫骶韧带位于子宫体与子宫颈交接的后面的侧上方，向后包绕直肠止于骶骨筋膜，向后向上牵拉子宫颈，协助维持子宫前倾姿势。而盆底肌肉和筋膜就如同手掌一样撑起子宫，使牵拉子宫的韧带免受过度牵拉。如果因妊娠分娩产伤等因素造成盆底肌损伤，盆底肌的支持力不足，子宫的韧带就会承受过多的压力，久而久之韧带被动拉长薄弱，不足以维持子宫的正常位置，子宫会沿着阴道下移，发生子宫脱垂。

5. 子宫的大小会变化吗

女性一生中不同阶段子宫的大小也会不同。青春期前，卵巢的功能还没有启动，子宫处于幼稚阶段，仅有大枣大小。青春期后随着卵巢功能的启动，在雌孕激素的滋养下子宫也开始长大如手握拳，肌层变厚，体积增大，内膜开始周期性剥脱，为孕育做准备。妊娠期随着胎儿及附属物的生长发育，子宫逐渐增大，从盆腔延伸至腹腔，体积增大 1 000 倍，成为胎儿的家园，产后 6 周又逐渐缩小恢复至孕前大小。女性绝经后卵巢的性激素分泌基本停止，缺乏性激素滋养的子宫逐渐萎缩。

以上是子宫的生理性变化。有些病理情况下子宫会异常增大，子宫的形态也会发生相应改变，需要引起警惕。常见的疾病包括良性疾病如子宫腺肌症、子宫肌瘤等，如果子宫短期内快速增大要特别警惕恶性肿瘤如子宫肉瘤等，所以当腹部可触及子宫应及时就诊，查明原因。

6. 子宫有哪些关系密切的邻居

盆腔主要有三大器官，子宫位于中央，前方是膀胱和尿道，后方是直肠和肛管。三个器官由腹膜覆盖相连，在子宫前方形成膀胱子宫陷凹，后方形成直肠子宫陷凹，也称为道格拉斯陷凹，是人体站立时的盆腔最低点。子宫角直接与双侧输卵管相连，通过卵巢悬韧带与卵巢连接，宫颈下方与阴道相连。子宫两侧为输尿管，全长约 30cm，起自肾盂，穿过阔韧带基底部向前内方走行，在子宫颈外侧约 2.0cm 子宫动脉下方穿过，常称之为"桥下流水"，最终进入膀胱，在子宫手术时需要注意输尿管走行，以防损伤输尿管。

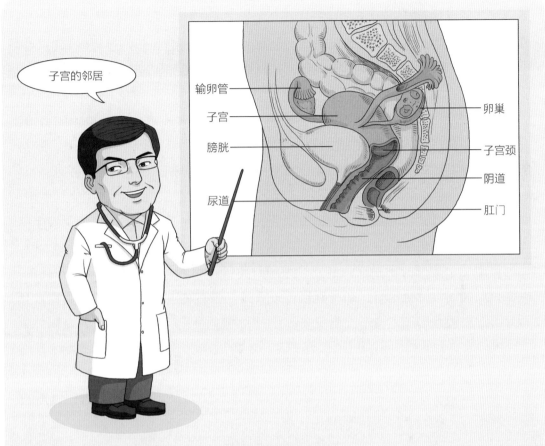

图3　子宫的邻居

（子宫的邻居）

输卵管
子宫
膀胱
尿道
卵巢
子宫颈
阴道
肛门

······························· **（二）子宫的功能** ·······························

1. 为什么子宫很重要

子宫作为女性重要的器官，主要负责孕育胚胎、胎儿和产生月经。人类繁殖与文明的延续离不开子宫的生育功能，子宫主要是给胚胎和胎儿提供生长发育场所，起到孕育的作用，如果没有子宫，则女性将丧失生育功能，所以在子宫发生病变时，对于有生育要求的患者，根据病情需要谨慎决定是否切除子宫。同时，子宫也是产生月经的器官，通常情况下，规律月经的出现是生殖功能成熟的重要标志，而正常的月经来潮也是子宫功能正常的表现。

2. 子宫如何完成生育功能

妊娠期子宫的重要作用是孕育胚胎、胎儿，同时在分娩过程中起重要作用。精液经阴道、子宫腔到达输卵管腔，在输卵管壶腹部与卵细胞相遇受精，开始有丝分裂，受精后大约第四日，早期囊胚进入子宫腔，黏附于子宫内膜，穿透侵入子宫内膜、内1/3肌层及血管，完全埋入子宫内膜且被内膜覆盖，完成受精卵在子宫内的着床。受精后8周内的人胚称为胚胎，是器官分化、形成的时期；受精后第9周起称为胎儿，属于生长成熟的时期。子宫是妊娠期和分娩后变化最大的器官。随着妊娠进展，子宫体逐渐增大变软，子宫血管扩张、变粗，血流量增加，以适应胎儿生长发育的需要，子宫内膜在激素影响下也随之发生变化，此时的子宫内膜称为蜕膜。子宫峡部也逐渐拉伸至7~10cm，称为子宫下段，成为产道的重要部分。子宫颈有富含胶原纤维的结缔组织，在妊娠期重新分布，保证宫颈关闭维持至足月，在分娩期促进宫颈扩张有利于胎儿娩出；妊娠期宫颈管分泌的黏液栓增加，由于富含免疫球蛋白和细胞因子，可协助抵抗妊娠期外来的感染侵袭，为妊娠的顺利进展保驾护航。

（高蕾　孙秀丽）

二、女性月经是怎么回事，
与子宫内膜有什么关系

1. 女性月经是怎么回事

对于女性而言，月经是生育期妇女重要的生理现象，也是女性整体健康不可或缺的一部分。月经是指随卵巢周期性变化而出现的子宫内膜周期性脱离及出血。规律月经的出现是生殖功能成熟的重要标志。月经第一次来潮称为月经初潮，月经初潮是青春期的重要标志。初潮年龄多在 13~14 岁，正常的月经周期一般为 21~35 日，平均 28 日，每次月经持续时间一般为 3~7 日，平均 4~6日。正常月经量为 20~60ml，超过 80ml 为月经过多。一般月经期无特殊症状，但经期由于盆腔充血以及前列腺素的作用，有些女性会出现下腹及腰骶部下坠不适或子宫收缩痛，有时还会出现腹泻等胃肠功能紊乱症状，少数患者可有头痛及轻度神经系统不稳定症状。

女性一生中有 7 个重要阶段，胎儿期、新生儿期、儿童期、青春期、性成熟期、绝经过渡期以及绝经后期。卵巢的功能贯穿了青春期、性成熟期及绝经过渡期。规律的月经来潮是女性性成熟的标志，是孕育下一代的必要条件。而随着月经的彻底停止女性的自然生育能力也终结。我国妇女平均绝经年龄 49.5 岁，80%的女性在 45~54 岁之间。

女性月经不仅与女性生育相关，也与很多妇科疾病相关。女性月经的周期经期及经量发生改变称为月经失调，多发生在育龄期或围绝经期，其病因较为复杂，包括器质性病变以及内分泌失调、不良生活习惯等。月经的改变是身体向女性发出的预警，很多女性因月经失调就医，通过性激素、妇科超声等检查发现潜在的病变，从而在早期得到治疗。绝经后女性如出现阴道流血应警惕妇科恶性肿瘤，尤其要注意排查子宫内膜癌或宫颈癌。很多老年女性因缺乏重视，不能及早就医，发现疾病时已是晚期，错过最佳治疗时机。

因此，女性月经对女性一生都有重要的影响，无论处于哪个阶段，月经异常或异常阴道流血均需引起高度重视，及早就医。

2. 女性月经是如何形成的

月经的形成源于一个精密的轴的调控，即下丘脑 - 垂体 - 卵巢轴，在此轴的调控下，卵巢规律性地分泌雌孕激素，子宫内膜是靶器官，在卵巢分泌的雌孕激素作用下增长变厚为孕育做准备。如果排出的卵子没有受孕，雌孕激素水平会骤然下降，增厚的子宫内膜没有了雌孕激素的营养供给开始剥脱，内膜中的血管裸露引起出血，即为月经，待功能层内膜剥脱干净后出血停止，开始进入下一个月经周期。

由此可见，如果说卵巢分泌的雌孕激素是月经的指挥官，那么子宫内膜则是月经的执行者，下丘脑其实是最高的指挥官。任何一个环节出现问题，月经都会发生异常。

3. 月经和子宫内膜是什么关系

月经的不同时期子宫内膜的功能层会发生相应变化，包括月经期、增殖期和分泌期。增殖期指月经周期的第5~14日，在雌激素的作用下，内膜表面上皮、腺体、间质、血管均呈增殖性变化，子宫内膜厚度自0.5mm增生至3~5mm。分泌期是指月经周期的第15~28日，黄体分泌的孕激素、雌激素使增殖期内膜继续增厚，腺体更增长弯曲，出现分泌现象。分泌晚期是月经周期第24~28日，此期为月经来潮前期，子宫内膜呈海绵状，厚达10mm。月经期指月经周期的第1~4日，为子宫内膜海绵体功能层从基底层崩解脱落期，是雌激素和孕激素撤退的最后结果。经前24小时，内膜螺旋动脉节律性收缩及舒张，出现逐渐加强的血管痉挛性收缩，导致远端血管壁及组织缺血坏死剥脱，脱落的内膜碎片及血流一起从阴道流出，即月经来潮。

子宫内膜出了问题月经会发生异常。当机体受到内部或外部各种因素，如精神紧张、营养不良、代谢紊乱、慢性疾病、饮食紊乱、过度减肥运动或口服某些药物等影响时，可引起丘脑 - 垂体 - 卵巢轴的调控失常，卵巢不能规律分泌雌孕激素，导致月经失调，表现为闭经、月经周期延长、子宫异常出血等，甚至长期大量出血引起重度贫血。如果卵巢功能异常，不能规律排卵，长期只分泌雌激素而无孕激素，使得子宫内膜长期受到雌激素的增殖作用，而无孕激素限制内膜增生，久而久之会引起子宫内膜异常增生，直至不典型增生甚至癌变。

此外，如果因感染或人工流产等机械性损伤使得子宫内膜变薄，不能有效地增长变厚，则会导致月经量减少甚至子宫性闭经。

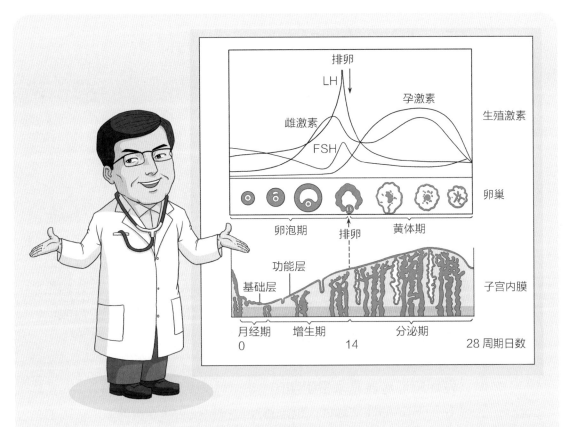

图 4　卵巢及子宫内膜周期性变化和激素水平关系

（张迪　孙秀丽）

三、阴道流血与子宫内膜有关吗

阴道流血一定和子宫内膜有关吗？答案是不一定。

1. 阴道流血是从哪来的

月经是伴随卵巢周期性排卵而出现的子宫内膜周期性脱落及出血。我们知道女性生殖系统包括内、外生殖器官。女性外生殖器指生殖器官的外露部分，又称外阴，包括阴阜、大阴唇、小阴唇、阴蒂和阴道前庭。女性内生殖器包括阴道、子宫、输卵管及卵巢，后两者又称为子宫附件。所以阴道流血可能来自子宫内膜的脱落，也可能由于其他部位的异常表现为阴道流血。

2. 怎么发现阴道流血是来自于阴道

阴道（vagina）为性交器官，也是月经血排出及胎儿娩出的通道。阴道位于真骨盆下部中央，呈上宽下窄的管道，前壁长 7~9cm，与膀胱和尿道相邻，后壁长 10~12cm，与直肠贴近，平时两壁处于塌陷状态而互相接触，使阴道下部横断面呈 H 状。阴道上端宽阔，包围宫颈，环绕宫颈周围的凹陷称阴道穹窿（vaginal fornix）。阴道后穹窿最深，与直肠子宫陷凹紧密相邻，为盆腔最低部位，临床上可经此处穿刺或引流。阴道壁由黏膜、肌层和纤维组织膜构成。阴道黏膜为非角化复层鳞状上皮细胞，无腺体呈淡红色，有很多横纹皱襞并富含弹力纤维，故有较大伸展性。阴道肌层由两层平滑肌纤维构成，内环外纵，在肌层的外面有一层纤维组织膜，含多量弹力纤维及少量平滑肌纤维。阴道黏膜受性激素影响有周期性变化，在雌激素影响下会增生成熟。通过对阴道脱落细胞的检查，可反映体内性激素水平。阴道壁因富有静脉丛，外伤后易出血或形成血肿。幼女及绝经后妇女的阴道黏膜上皮菲薄，皱襞少，伸展性小，易创伤、易感染。所以发生阴道流血，一定要进行常规的妇科检查，排除来自阴道本身的出血。

3. 怎么发现阴道流血来自宫颈

子宫（uterus）为一壁厚腔小的肌性中空组织，是孕育胚胎和产生月经的器官，其大小形状、位置和结构随年龄而不同，并受月经周期和妊娠的影响而改变。子宫颈位于阴道顶部，主要由结缔组织构成，亦含少量平滑肌纤维、血管及弹力纤维。宫颈管黏膜上皮细胞为单层高柱状上皮，黏膜层内腺体分泌碱性黏液，形成堵塞宫颈管内的黏液栓，构成自然防御屏障，将宫颈管与外界隔开。宫颈黏液受性激素影响，发生周期性变化。排卵期多为多量稀薄黏液，排卵后黏液稠厚。临床常用宫颈黏液来测定卵巢内分泌功能。宫颈阴道部为复层鳞状上皮覆盖，表面光滑（宫颈阴道部特征）。宫颈外口柱状上皮与鳞状上皮交界处是宫颈癌的好发部位，并受激素影响发生周期性外移。来自宫颈的病变，也会导致异常出血，如宫颈息肉、宫颈柱状上皮外移（也俗称宫颈糜烂），甚至宫颈癌前病变和宫颈癌，所以有性生活的女性都要常规行妇科检查，并定期做宫颈癌的筛查，除外宫颈病变。

4. 如何排除卵巢肿物导致的阴道流血

卵巢是女性的性腺器官，除了排卵完成生育以外，还周期性分泌雌孕激素，形成规律性月经，如果卵巢有分泌性激素的肿瘤，就会导致体内激素水平紊乱，引起异常子宫出血，所以需要通过 B 超等检查排除卵巢肿瘤。

5. 如何发现阴道流血与子宫内膜有关

反复发生的异常子宫出血，应该进行常规的妇科检查，排除来自阴道和宫颈的出血，定期做宫颈癌筛查。在排除了宫颈病变和阴道病变后，要高度怀疑子宫内膜的病变，如果要确诊，需要进行子宫内膜活检或诊断性刮宫，甚至在宫腔镜直视下进行子宫内膜活检，将子宫内膜进行病理学检查，即可确诊是否存在子宫内膜增生等病变。

四、月经不调与子宫内膜病变有关吗

1. 什么是正常月经

月经（menstruation）是指伴随卵巢周期性变化而出现的子宫内膜周期性脱落及出血。规律月经的出现是生殖功能成熟的重要标志。正常月经周期一般为 21~35 天，来月经的时长为 3~7 天，月经量的正常范围为 20~60ml，月经周期变化小于 7 天为规律月经，以上 4 个方面任意一项异常均提示月经异常。

2. 什么是月经不调

月经不调是老百姓对月经不正常的统称，医学上描述月经异常通常使用异常子宫出血的概念，主要表现为月经频繁即不到 21 天就有出血，超过 35 天才来一次月经为月经稀发。经期过短月经量过少提示可能有子宫内膜损伤，月经量过多要除外子宫肌瘤、子宫腺肌病、子宫内膜增生等疾病，经期时间过长、经间期出血提示可能排卵功能不好或不排卵，出现以上的问题都需要进一步检查。

3. 月经是受哪些因素调控的

下丘脑 - 垂体 - 卵巢轴（HPO）是月经的主要调控系统，也是女性生殖内分泌的核心。生殖内分泌失调包括闭经、不规则阴道流血、不孕、多囊卵巢综合征（PCOS）等，这些疾病及表现都与卵巢内分泌功能异常有关，集中体现在排卵的异常（稀发排卵、无排卵），在无排卵的情况下，子宫内膜缺乏孕激素拮抗，长期单一雌激素作用下，可以发生子宫内膜增生，甚至癌变。其他内分泌激素也对月经调控起一定作用，异常时会发生月经失调。

4. 什么年龄的人容易发生月经不调

月经第一次来潮称月经初潮（menarche），是青春期发育初步成熟的重要标志。月经初潮年龄多在 13~14 岁之间，主要受遗传因素、营养、体重和生活方式的影响。初潮后 2~4 年女性进入生育期，卵巢功能成熟，月经呈典型的周期模式。40 岁后，随着卵巢内卵泡丢失加速，月经周期逐渐不规律，最终卵泡耗竭引起绝经。最后一次月经称为绝经，我国妇女平均绝经年龄为 49.5 岁。青春期和绝经过渡期是最容易发生月经紊乱的时候。生育年龄的女性有可能发生月经不调。

5. 生育年龄女性月经不调与子宫内膜病变有关吗

月经是子宫内膜周期性的脱落，受下丘脑 - 垂体 - 卵巢轴（HPO）的调控，HPO 受很多因素影响，如精神压力大、卵巢功能减退、甲状腺功能异常等，如果排卵功能异常，就会缺乏孕激素，子宫内膜长期没有孕激素的保护，在雌激素刺激下，会发生子宫内膜增生，所以子宫内膜病变的早期表现就是月经不调，反复发作的月经不调，需要进行子宫内膜活检，除外子宫内膜病变。

（杨欣）

五、绝经后女性阴道流血与 子宫内膜病变有关吗

·········（一）绝经后女性阴道流血一定是"阴道"出血吗·········

1. 绝经后阴道流血正常吗

绝经是女性的一种正常生理现象，然而，有一些女性绝经一年后突然又阴道流血了，随着人们健康知识的普及，对防癌认识的提高，难免对自身的一些变化会非常敏感，特别是当妇女绝经之后再发生不正常的阴道流血时那种恐癌心理便油然而生，谈虎色变者不乏其人，或者有人以为绝经后出血是"返老还童""枯木又逢春"的征象。事实真相是什么？绝经后阴道流血一定要重视，绝经后阴道流血是常见的一大类妇科疾病的症状，出现这种情况，一定要到妇科门诊进行相关的检查。

2. 绝经后女性阴道出血可能来源的部位是哪里

首先需要判断出血是否来自阴道，很多女性是因为发现内裤上有血迹而就诊的，能引起内裤上血迹的除了阴道出血，还有可能是尿道出血、肛门出血等。这个一般比较容易判断，在有出血的时候门诊医生用窥阴器暴露阴道，如果没看到有血，需要考虑其他部位出血的可能性。曾经有患者因为小便后擦拭纸巾带血来院检查，后来一检查发现阴道内并没有血，B 超检查妇科也未见异常，后来查尿常规发现尿潜血阳性，前往泌尿科就诊，诊断为泌尿系肿瘤。另外也遇到部分患者是痔疮、肛门肿瘤等原因引起的出血，建议肛肠科就诊。所以一旦患者自己偶然发现"阴道"出血，要通过妇科检查及尿常规、肛门指诊等方式明确出血的大体部位是不是"阴道"。

（二）绝经后女性阴道流血的原因

1. 绝经后女性阴道流血的原因可能有哪些

绝经后女性阴道流血包括全身因素和局部因素。全身因素比如为了预防冠心病或治疗血栓栓塞性疾病而长期口服抗凝药如阿司匹林、氯吡格雷、华法林等，由于有些药物的原因引起的凝血指标异常而可能发生绝经后女性阴道流血；不当服用激素类药物、含激素性保健品、过量使用活血化瘀药物、节育环嵌顿等原因也可能引起绝经后阴道流血。局部因素可能是一些部位的相关疾病引起的症状比如外阴阴道、宫颈、子宫内膜病变及卵巢病变等，比如：老年性阴道炎、宫颈息肉、宫颈癌、子宫黏膜下肌瘤、子宫内膜炎、子宫内膜增生、宫腔积脓、子宫内膜癌等。

2. 哪些绝经后阴道流血情况可能是老年性阴道炎所致

绝经后女性阴道流血需要仔细观察血的性状，如果是粉红色的白带，伴有性生活的疼痛，特别是阴道干燥、涩、疼痛，多数要考虑是老年性阴道炎，这种情况临床上非常多见。阴道黏膜在绝经后逐渐萎缩变薄，从而容易引起局部抵抗力降低，导致生殖器官容易受到细菌等病原微生物的侵袭，容易发生炎症，特别是性生活的时候容易擦伤，从而少量出血，妇科检查的时候可以看到阴道壁的点状或小片状出血，治疗也相对比较简单，可以局部用栓剂，必要的时候可局部用激素。

3. 哪些绝经后阴道流血情况可能为宫颈原因

如果阴道内的出血为红色，鲜红、量多甚至伴有血块，要重点检查宫颈。通过妇科检查了解有无宫颈息肉引起的接触性出血、有无子宫黏膜下肌瘤嵌顿。尤其是与性生活相关的接触性出血，需要结合人乳头瘤病毒（HPV）、妇科液基细胞学检查（TCT），若有异常情况必要的时候进行阴道镜或活检，除外宫颈癌。这类患者在门急诊中也不少，由于很多女性在绝经后不常定期进行妇科检查，往往在宫颈肿瘤进展到一定程度，发生了出血才就诊，耽误了最佳治疗时机。

4. 哪些绝经后阴道流血考虑子宫内膜病变相关原因

如果阴道流血量少，暗红色或者咖啡色，往往提示出血的部位比较高，积聚时间比较久，从而出现了陈旧性的血液，这种情况要考虑宫腔血的来源。有时候在妇科检查时可以看到血液自宫颈管渗出，这时候要进行妇科彩超检查，了解宫腔情况，特别是需要看子宫内膜的厚度（绝经后的子宫内膜通常应该在 4mm 以内），是否有宫腔异常占位，是否有宫腔分离、宫腔积液，如果有上述情况，需要考虑子宫内膜病变相关的病因。常见的子宫内膜病变有：子宫内膜增生（特别是服用外源性激素所引起的子宫内膜单纯性增生、复杂性增生及不典型增生）、子宫内膜息肉、子宫内膜炎、宫腔积脓、子宫内膜癌。诊断的方法是通过分段诊刮术或宫腔镜检查进行子宫内膜活检，最终病理诊断或者排除子宫内膜癌的可能性。

5. 为什么子宫内膜增生性疾病会引起绝经后阴道流血

绝经后引起子宫异常出血的子宫内膜以增生期内膜为主，部分内膜活检为分泌期。一部分原因是绝经前本身就有子宫内膜异常增生等疾病，随着时间延长病情未得到控制到绝经后发生异常子宫出血。还有可能是绝经后体内激素水平发生波动，尤其外周组织（如脂肪）不断将体内雄激素转变为雌激素，雌激素在体内蓄积，使子宫内膜发生增生期变化，或因少数偶发的排卵，使子宫内膜呈分泌期变化，当这些激素水平发生波动，子宫内膜则随之剥脱而出现阴道流血。

6. 为什么子宫内膜炎会引起绝经后阴道流血

一部分绝经后子宫出血是由子宫内膜炎和宫腔积脓等炎性疾病引起。这是因为在绝经后，体内性激素水平日趋下降，抵抗力下降，抗感染能力弱，子宫及宫颈都逐渐萎缩。子宫内膜萎缩后，子宫内膜功能层菲薄，腺体的腺管变细，易于阻塞形成宫腔积液等，抗感染能力弱，阴道炎症、宫颈炎症容易长驱直入进而引起子宫内膜炎。绝经后女性对局部感染的全身反馈性反应弱，容易进而引起宫腔积脓而不发生发热等症状，而是以阴道流血、阴道排液等表现形式出现。

7. 子宫内膜息肉可以引起绝经后阴道流血吗

一部分绝经后女性阴道流血是与子宫内膜息肉或黏膜下肌瘤等有关。有的患者绝经后放松了体检或者几年都不体检，对自身妇科方面情况也不了解。一部分患者子宫内膜息肉并无临床症状而隐匿存在于宫腔内很长一段时间，由于绝经后一过性激素分泌的波动出现阴道流血而门诊就诊，妇科彩超发现宫内回声团。子宫内膜息肉、子宫黏膜下肌瘤可表现为阴道流血或彩超提示绝经后子宫内膜增厚，必要时需要宫腔镜检查方能明确诊断。

8. 哪些绝经后阴道流血可能会是子宫内膜癌引起的

绝经后女性出现阴道流血的症状，最应该除外的原因应该是子宫内膜癌。子宫内膜癌的高危人群一般是子宫内膜长期受雌激素刺激的人群，包括不排卵的女性，如年轻时多囊卵巢综合征患者，伴有肥胖、高血压、糖尿病、不孕不育及绝经延迟的女性，这些女性容易得的子宫内膜癌常为雌激素依赖型子宫内膜癌，还有少数体型并不胖的绝经后女性最后也确诊子宫内膜癌，这些女性往往得的是非雌激素依赖型子宫内膜癌。子宫内膜癌发生绝经后阴道流血往往是少量或者中等量的出血，很少是大量阴道流血，还可伴有阴道排液、腹痛、消瘦等症状。需要进行妇科彩超或盆腔增强 MRI 进行评估，妇科彩超可能提示子宫内膜增厚（绝经后女性正常子宫内膜一般 4mm 以内），血流信号丰富（甚至出现低阻血流）。进而通过分段诊刮术或宫腔镜检查子宫内膜活检术进一步明确诊断。

9. 绝经后女性阴道流血有可能跟卵巢肿瘤有关吗

有少数引起绝经后阴道流血的原因还有可能是卵巢肿瘤，特别是能分泌雌激素的肿瘤，如颗粒细胞等。需要通过妇科彩超检查了解双侧卵巢和输卵管情况，了解有无卵巢肿瘤，进而除外这方面原因。

绝经女性出现阴道流血，一定要到妇科就诊，明确出血的部位、性质，重点要检查外阴、阴道、宫颈、子宫内膜（包括子宫内膜厚度，回声是否均匀，是否有占位，是否有宫腔积液等）、卵巢等。然后再选择更具有针对性的检查，如诊刮、阴道镜、宫腔镜等，最终明确病因，明确或排除子宫内膜癌、宫颈癌等恶性肿瘤，及时治疗。

（唐志坚）

六、子宫内膜为什么会发生癌变

1. 什么是子宫内膜癌

子宫内膜癌是发生于子宫内膜的上皮性恶性肿瘤，好发于围绝经期和绝经后女性，是女性生殖系统常见的三大恶性肿瘤之一。近年来，子宫内膜癌在世界范围内的发病率均有上升趋势，近 10~20 年中子宫内膜癌发生率约为 20 世纪 70 年代早期的 2 倍，并且该病的发生有年轻化趋势。子宫内膜癌发病率的高低根据种族和地区等的不同而存在差异，北美和北欧地区的发病率最高，亚洲的日本和印度等地发病率较低。

1983 年，Bokhman 根据临床观察及临床病理学改变，提出了子宫内膜癌发生的二元学说，并沿用至今，即子宫内膜癌可分为两型：Ⅰ型与Ⅱ型。Ⅰ型子宫内膜癌是雌激素相关的子宫内膜样腺癌，占总发生率的 80%，分化较好，多为低级别的分化，预后较好；Ⅱ型子宫内膜癌的发病与雌激素无关，非子宫内膜样分化，无子宫内膜增生的病史，占总发生率的 20%，多为浆乳性腺癌，少数为透明细胞癌，且分化较差，多为高级别分化，预后相对较差。

2. 子宫内膜癌发生的原因

无论在科普文章，还是在学术论著中，关于"子宫内膜癌发生的原因"这一问题的答案，都是十分一致的"尚不明确"。虽然从 20 世纪开始，人类耗费了漫长的时间和精力研究肿瘤的发生，但肿瘤为什么会发生，始终因为疾病的复杂性和个体的纷繁差异无法确切解答。

关于子宫内膜癌的发生，目前较为确切的是一些相关性的研究，比如：月经不规律、服用外源雌激素、肥胖、糖尿病、高脂血症等。其中，月经不规律、服用外源雌激素可能导致雌激素长期作用合并孕激素缺乏，这是内膜癌发生的主要因素；而肥胖、糖尿病、高脂血症主要导致机体糖脂代谢紊乱，这是子宫内膜癌发生的诱因。

本质上，子宫内膜癌的发生由子宫内膜上皮细胞基因突变导致。正常子宫内膜在人的儿童时期就开始发生基因突变，随着年龄的增长，突变逐渐累积。每个女性随着年龄的增长，子宫内膜细胞都会发生突变，但突变频率和具体基因会有所不同。我国子宫内膜癌患者的平均年龄是 53 岁，而欧美子宫内膜癌患者的平均年龄是 62 岁，这个年龄的女性处在雌、孕激素分泌紊乱的围绝经期，因此，我们推测子宫内膜癌的发生主要是由于雌激素长期作用合并孕激素缺乏作用在突变的子宫内膜细胞上，使子宫内膜上皮细胞发生不可控的生长增殖。

（1）Ⅰ型子宫内膜癌（雌激素相关的子宫内膜样腺癌，占总发生率的 80%）的发生

子宫内膜上皮细胞发生基因突变，如 *PTEN*、*P53*、*PIK3CA* 等基因突变，同时存在月经不规律、服用外源雌激素、肥胖、糖尿病、高脂血症等诱因。3% 的患者由于 *MMR* 基因体细胞突变导致，即 Lynch 综合征相关子宫内膜癌，即为遗传性子宫内膜癌，存在一定家族遗传倾向。

（2）Ⅱ型子宫内膜癌（浆乳癌、透明细胞癌等，占总发生率的 20%）的发生

多发生于老年女性，子宫内膜上皮细胞发生频率较高基因突变，大多存在 *P53* 基因突变。与高血压、糖尿病、不孕、绝经晚及激素替代治疗等因素无明显相关性。

3. 子宫内膜癌发生有哪些相关因素

子宫内膜癌发生的相关因素基于流行病学调查的统计学结果，属于相关性研究，存在这些相关因素只提示具有患病的可能性。具有一项或多项与子宫内膜癌发生相关因素并不意味着一定会发病，而只是增加了发生子宫内膜癌的风险；反之，即使没有这些相关因素的存在，仍有可能罹患子宫内膜癌。目前已知的相关因素如下：

（1）子宫内膜增生。

（2）肥胖。

（3）糖尿病。

（4）高血压。

（5）无排卵、未孕和不孕。

（6）多囊卵巢综合征。

（7）早初潮、晚绝经。

（8）卵巢肿瘤。

（9）外源性雌激素。

（10）他莫昔芬。

（11）其他，如年龄、种族与地域、饮食、家族遗传、吸烟、放射治疗等。

（周静怡　王建六）

七、为什么多囊卵巢综合征女性
发生子宫内膜癌风险增高

1. 揭秘多囊卵巢综合征的前世和今生

1935 年 Stein 和 Leventhal 首先发现一部分不能自然怀孕，伴有月经不调、肥胖、毛发生长旺盛及卵巢增大的女性，同时对这样的患者手术时发现卵巢组织中布满大量的不能自然长大成熟的小卵泡，此病当时被命名为 Stein-Leventhal 综合征，也就是后来被命名的多囊卵巢综合征（PCOS）。目前全球 6%~10% 的女性患有此病，是最多见的造成年轻女性月经不调和不孕的疾病。

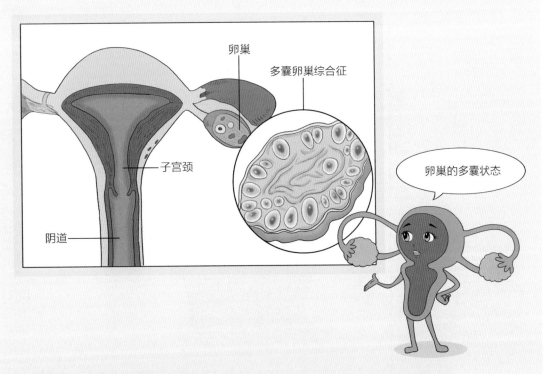

图 5　卵巢的多囊状态：卵巢中有多个不能自然生长发育的小卵泡

2. 多囊卵巢综合征常见的"七宗罪"

多囊卵巢综合征的发病与遗传、生活方式及生活环境相关，其症状和体征多样，不同患者表现不同，而且同一个患者在不同年龄阶段的表现也不同，青春期及生育年龄女性的主要症状和体征包括：

（1）月经失调：一年月经少于 8 次，或不规则出血，出血量时多时少，出血时间时长时短。

（2）不孕：无医疗帮助的情况下难以受孕。

（3）多毛：上唇、下颌、鬓角、胸部和腹部长出浓黑毛发。

（4）痤疮：反复发作的大面积的痤疮，常见于面部、背部。

（5）脱发：头顶部的毛发脱落稀少。

（6）肥胖：50% 以上的 PCOS 患者出现超重 / 肥胖，以腹型肥胖为主，即女性腰臀比增加（腰围 / 臀围大于 0.8）。

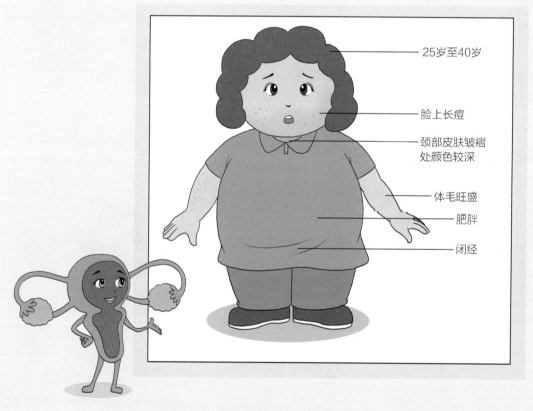

图 6　PCOS 患者体征：女性型脱发、痤疮、棘皮症、多毛和腹型肥胖

（7）黑棘皮病：颈背部、腋下、乳房下、腹股沟、阴唇等皮肤皱褶处出现灰褐色色素沉着，对称分布，皮肤增厚，质地柔软。

上述症状和体征的出现，是由于体内激素分泌和代谢的失调，主要包括血清中的雄激素和胰岛素水平升高。

3. 子宫内膜癌为什么容易"惠顾"多囊卵巢综合征

要知道子宫内膜癌为什么容易"惠顾"多囊卵巢综合征，首先要知道正常女性的月经周期中激素及子宫内膜的变化和多囊卵巢综合征患者有什么不同。首先，大家都知道正常的生育年龄女性每个月都会有一次月经来潮，俗称"大姨妈"，能来"大姨妈"的原因是正常卵巢每个月有一个优势卵泡生长发育、成熟、排卵，这个时期一般在月经周期的前半期，为卵泡期，卵泡中除了有可以受孕的卵子外，卵子周围还有颗粒细胞，颗粒细胞分泌雌激素，雌激素刺激子宫内膜增生、增厚。卵子成熟排出后，颗粒细胞变为黄体细胞，可以分泌雌激素和孕激素，孕激素作用之一是使子宫内膜变为分泌期，实际上也是抑制内膜的过度增生。如果患者没有怀孕，在排卵后 12~16 天，黄体萎缩，激素水平下降，内膜没有激素支持，自然脱落，"大姨妈"来了。

多囊卵巢综合征女性由于存在内分泌的紊乱，卵泡不能周期性生长、成熟和排卵，卵巢中堆积了大量的小卵泡，这些小卵泡周围也有颗粒细胞，虽然卵泡不能长大，但是其中的颗粒细胞仍然可以分泌雌激素，由于小卵泡多，分泌的雌激素还不低，这些雌激素不断刺激内膜增生，但是由于没有卵泡发育和排卵，形成不了黄体，没有孕激素分泌，就没有孕激素对于内膜的增生抑制和保护，同时也没有黄体的萎缩，也就没有子宫内膜的自然脱落，实际上子宫内膜的自然脱落也是对内膜的不断更新和保护。

由此可见多囊卵巢综合征患者长期无排卵或稀发排卵，子宫内膜长期受雌激素的持续刺激增生，而缺乏孕激素拮抗和保护作用，子宫内膜癌的风险增高。研究表明，多囊卵巢综合征女性发生子宫内膜癌的风险为无多囊卵巢综合征女性的 2.79 倍。

多囊卵巢综合征患者多合并肥胖，脂肪组织在体内可转化为雌二醇，肥胖患者的雌激素水平高，且多存在胰岛素抵抗，也增加了子宫内膜癌的风险。

另外，由于妊娠胎盘会分泌大量的孕激素，怀胎十个月创造了孕激素对内膜极好的保护时机。所以，多囊卵巢综合征患者不孕也增加子宫内膜癌的风险。

4. 多囊卵巢综合征患者如何远离子宫内膜癌

正如前面所述缺少孕激素的分泌，是导致多囊卵巢综合征患者易患子宫内膜癌的重要因素，所以使用外源性孕激素可以保护内膜，拮抗子宫内膜过度增生，预防子宫内膜癌发生。

（1）首选方法为口服短效避孕药（OCP），OCP含有孕激素成分，为一线内膜保护类药物，周期性服用OCP，使多囊卵巢综合征患者每日暴露于一定孕激素水平中，起到抑制子宫内膜过度增生作用。

（2）服用OCP副作用严重的患者，可以在月经后半期，即在月经周期的第16天开始口服孕激素，每日200~400mg，连续服用14天，停药后，月经来潮。同样方法连续使用，保持每年有孕激素保护的月经来潮8~10次。

（3）对于已生育的妇女，可以选择含有孕激素的宫内节育器，如曼月乐，可以不断释放孕激素，保护内膜。

（4）减重可以改善机体免疫功能、激素及代谢水平，降低肿瘤风险。

（5）更有之，通过妊娠胎盘分泌孕激素10个月的保护，对减低癌症的发生亦有益处。看来，多囊卵巢综合征患者更需要考虑生育。

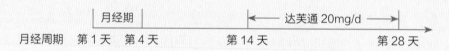

图7 月经后半期加用孕激素保护子宫内膜

注：从月经来潮14~16天开始每日使用达芙通等口服孕激素类药物，共14天，停药3~7天会月经来潮，下个月经周期重复使用。

（范源 田莉）

八、为什么糖尿病女性患
子宫内膜癌风险增高

糖尿病是一种常见的内分泌代谢性疾病，随着人们生活方式的改变和老龄化进程的加速，我国糖尿病的患病率也在加速上升，严重影响患者的身心健康。然而，糖尿病除本身引起的急、慢性并发症给患者造成很大的困扰外，其与恶性肿瘤的关系更是引起大家广泛的关注。

1. 糖尿病与子宫内膜癌有关系吗

数据研究显示，与非糖尿病对照者相比，2型糖尿病患者患子宫内膜癌的风险增加78%。为什么糖尿病患者的子宫内膜癌发病风险如此之高？是巧合还是有必然联系呢？目前众说不一，糖尿病导致子宫内膜癌发病率增加的确切发病机制仍然不清楚，比较认同的观点是与高血糖、胰岛素抵抗和慢性炎症有关。

（1）高血糖是糖尿病患者早期临床症状之一，其可能是导致糖尿病与子宫内膜癌关联的主要因素。最新的观点认为，高血糖是独立于肥胖的子宫内膜癌危险因素。

（2）2型糖尿病患者普遍存在对胰岛素敏感性降低，即胰岛素抵抗，从而导致机体出现代偿性的胰岛素和胰岛素样生长因子增加。而高胰岛素水平已被认为是子宫内膜癌发生的独立危险因素。

（3）2型糖尿病被认为是一种慢性炎症疾病。糖尿病患者体内常伴有炎性细胞因子如 IL-6、TNF-α 和纤溶酶原激活物抑制剂 -1（PAI-1）表达失衡，而这些炎性因子在调节肿瘤恶性转化和促进癌症进展中发挥重要作用。

2. 高血糖是子宫内膜癌细胞"增长剂"

高血糖已是公认的健康杀手，血糖过高将导致患癌风险增加，癌症死亡风险也大大增加。有关高血糖与子宫内膜癌关联的机制主要有以下几个方面：

（1）高葡萄糖水平促进肿瘤细胞有氧糖酵解过程，产生更多的 ATP，以能够满足肿瘤细胞快速增殖需求，促进肿瘤细胞生长。简单来讲，癌细胞喜欢"吃"糖，高血糖恰恰给它提供了优渥的"喂养"环境。

（2）在机体糖代谢紊乱的条件下，高血糖状态可以诱导细胞 DNA 损伤的发生，同时 DNA 损伤修复效率下降，长期 DNA 损伤修复失衡导致细胞突变率增加，从而使得正常细胞转化为肿瘤细胞。

（3）子宫内膜癌是雌激素依赖性的肿瘤，高糖水平可增加子宫内膜组织对雌激素的敏感性，从而促进子宫内膜过度增生，使子宫内膜癌发生风险大大增加。

3. 胰岛素抵抗是一个"隐形杀手"

胰岛素是体内唯一的一种降糖激素，参与血糖调节。人体通过分泌胰岛素使得血糖水平始终保持在一定范围内。而当机体因糖尿病、肥胖等出现胰岛素抵抗时往往表现胰岛素的过量分泌。很多人容易忽视胰岛素抵抗带来的危害，有关胰岛素抵抗与子宫内膜癌关联的机制主要有以下两个方面：

（1）直接作用：胰岛素/胰岛素样生长因子是具有广泛生物学功能的细胞因子，其在促进细胞增殖分化、抑制细胞凋亡方面具有重要作用。而子宫内膜组织上有高亲和力的胰岛素和胰岛素样生长因子受体，过量的胰岛素/胰岛素样生长因子可与子宫内膜细胞上的受体相结合，通过直接作用的方式启动下游癌症信号通路的激活，导致子宫内膜增生和分化异常。

（2）间接作用：糖尿病患者血清中升高的胰岛素和胰岛素样生长因子能够加速芳香化酶将雄激素转化成雌激素过程，并可以通过抑制性激素结合蛋白的合成增加雌激素水平，而长期雌激素过度刺激导致子宫内膜异常增生甚至癌变。

4. 糖尿病相关的慢性炎症与子宫内膜癌有何联系

众所周知，炎症虽然是一种正常的免疫反应，但长期的慢性炎症可以在癌症发生的早期促进周围正常细胞向癌细胞转化，从而促进癌症的发生和发展。糖尿病也是一种慢性炎症疾病，糖尿病患者血浆水平升高的 IL-6 和 TNF-α 与子宫内膜癌患者较差的预后密切相关，其可通过直接作用的方式促进子宫内膜癌细胞增殖和转移，也可以通过间接促进芳香化酶合成，加速雌激素生成的方式增加子宫内膜癌的发病风险。同时，有研究指出，炎症因子 PAI-1 在子宫内膜癌组织中呈现高表达水平，间接提示了其在子宫内膜癌发生发展中的重要作用。

5. 糖尿病与子宫内膜癌有共同"土壤"

糖尿病与子宫内膜癌存在许多共同的危险因素"土壤"，如肥胖、饮食等。其中，肥胖是 2 型糖尿病的重要危险因素，肥胖者糖尿病的患病率是非肥胖者的 5 倍；同时，肥胖女性相比体重正常的女性患子宫内膜癌的风险增加 2 倍左右。目前认为的肥胖与子宫内膜癌风险增加的关联可能机制为：肥胖患者伴随胰岛素抵抗（高胰岛素血症）、异常的脂肪代谢（瘦素、脂联素紊乱）、高血脂、慢性炎症等，这些因素可能通过多种途径促进子宫内膜癌的发生和发展。因此，肥胖也许是糖尿病和子宫内膜癌发病的共同"土壤"，大家关注糖尿病特有的代谢紊乱（高血糖、胰岛素抵抗和高胰岛素血症等）在诱发子宫内膜癌发生中作用的同时，还应重点关注两者共同"土壤"——肥胖在其中的作用（图 8）。

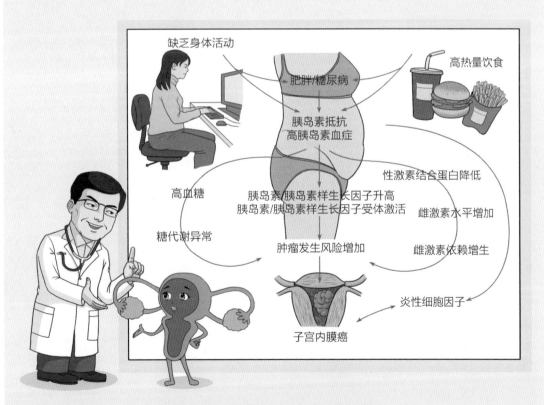

图 8　子宫内膜癌发病与糖代谢异常的关系

　　总之，糖尿病与子宫内膜癌发病风险增加密切相关，两者之间关系复杂，既有共同的发病"土壤"，又有多种生物学联系。因此，糖尿病的患者一定要警惕子宫内膜癌的发生，清除两者共同的危险因素"土壤"，"剪断"两者间的生物学联系。而已患子宫内膜癌的患者更应定期检测血糖，实时发现糖尿病，以防延误治疗，影响患者预后。改善饮食，充分运动，保持健康的体重无疑是预防糖尿病及相关子宫内膜癌的重要措施。

（杨潇　王建六）

九、为什么肥胖女性容易患子宫内膜癌

1. 女性肥胖怎么定义

由于不节制的饮食习惯及缺乏运动，越来越多的女性成为肥胖人群。那么从医学专业水平上是如何定义肥胖的，有哪几种方法？体重指数（body mass index，BMI）是目前国际上常用的衡量人体胖瘦程度以及是否健康的一个标准。此外还有腰围、腰臀比和体脂率等。希望你能通过以上几种方法评估一下自己的身体！①体重指数（BMI）：BMI= 体重（kg）/ 身高（m^2），目前我国成人 BMI 的正常值为 18.5~23.9kg/m^2，≥24kg/m^2 为超重，24~27.9kg/m^2 为偏胖，≥28kg/m^2 定义为肥胖；②腰围（cm）：女性腰围正常值为 <80cm，80~90cm 为超重，>90cm 即为肥胖；③腰臀比（腰围：臀围）：女性正常腰臀比为 <0.8，≥0.8 可视为中心性肥胖，腰臀比还可判断内脏的肥胖程度；④体脂率（脂肪量：全身的重量）：女性正常体脂率为 <30%，体脂率≥30% 可诊断为肥胖。

2. 肥胖的女性为什么容易患子宫内膜癌

流行病学统计表明，近 60% 的子宫内膜癌患者为肥胖女性。与所有其他癌症相比，子宫内膜癌与肥胖呈现最强的相关性。近年来，50 岁以下女性患子宫内膜癌的比例持续上升，越来越多的年轻肥胖女性被诊断为子宫内膜癌。体重指数（BMI）正常的女性一生中患子宫内膜癌的风险为 3%，但 BMI 每增加 5 个单位，患癌症的风险就会增加 50% 以上。此外，一项前瞻性的流行病学危险因素研究发现，中心性肥胖与绝经后女性患子宫内膜癌的风险增加，独立于 BMI。肥胖的女性容易患子宫内膜癌的主要原因是血液中雌激素水平的增加。研究表明，脂肪组织可产生一种芳香化酶，其可将肾上腺分泌的雄激素转化成雌激素。大量的脂肪组织就成为一个"加工厂"，不断地转化雌激素，并作为"仓库"进行储存。血液中增加的雌激素缓慢、持续、长期地释放到子宫内膜的微环境中，促进子宫内膜细胞过度增生，促使其发生癌变。另一方面，脂肪组织还是一个庞大的内分泌器官，它不仅分泌雌激素，还分泌内脂素、瘦素及一些炎症因子。这些因子也可作为"帮手"促进子宫内膜细胞过度增生、炎症和免疫微环境失衡，增加子宫内膜癌的发生风险。此外，肥胖还可影响全身的新陈代谢，与高脂血症、胰岛素抵抗、高血糖和高胰岛素血症的发生密切相关。这些因素长期过度刺激都可增加子宫内膜细胞发生恶变的风险。

3. 肥胖女性在日常生活中该注意什么

（1）时常检查血糖和血压。肥胖 - 糖尿病 - 高血压是子宫内膜癌发生的高危三联征。如果三种代谢性疾病在肥胖女性中同时发生，其患有子宫内膜癌的风险将大大增加，是一个重要的危险信号。

（2）绝经前肥胖女性一旦出现月经紊乱，应去正规医院的妇产科及时检查。肥胖女性发生月经紊乱时，应遵循医嘱，正确使用雌孕激素，调理月经周期；必要时进行诊断性刮宫，确定子宫内膜的情况。

（3）更年期或者绝经后肥胖女性如出现阴道不规则出血或血性白带等早期症状，应该更提高警惕，到正规医院妇产科及时诊治。因这个年龄段是子宫内膜癌的高发期，应进行必要的 B 超检查和诊断性刮宫，明确子宫内膜情况。

由于经济的飞速发展，人民的生活水平日益提高，饮食条件越来越好，这会导致肥胖的发生。让我们一起控制肥胖的发生，远离肥胖相关的代谢性疾病的困扰和折磨。

（程媛）

十、为什么把肥胖 - 糖尿病 - 高血压称为
子宫内膜癌"三联征"

1. 子宫内膜癌的高危"三联征"

代谢综合征是指人体中的蛋白质、脂肪、碳水化合物等营养物质发生代谢紊乱的病理状态，是一组复杂的代谢紊乱的综合征，是导致肥胖、高血压、糖尿病和心脑血管疾病的危险因素。研究发现，代谢综合征也增加多种癌症的患病风险，尤其是子宫内膜癌。数据表明，2 型糖尿病、高血压和高血脂患者发生子宫内膜癌的风险分别增加 2.18 倍、1.77 倍和 1.2 倍。中心性肥胖患者的患病风险增加在 1.67~2.77 倍，BMI>30kg/m^2 的女性为 3.83 倍。代谢综合征的各个组分与子宫内膜癌的发生呈现直接关系。反过来讲，超过 70% 的子宫内膜癌患者存在超重或肥胖问题，40%~45% 的子宫内膜癌患者具有糖尿病和高血压病史，约 10% 的子宫内膜癌患者同时具有三种以上的代谢疾病问题。所以，肥胖 - 糖尿病 - 高血压被称为子宫内膜癌高危三联征。

2. 高危"三联征"如何导致子宫内膜癌发生

绝经前女性肥胖常导致代谢紊乱，代谢失衡继发无排卵及不孕等生殖系统疾病。这些因素使得子宫内膜长期处于单一雌激素作用，而缺乏孕激素拮抗，进而导致子宫内膜细胞不典型增生，甚至癌变。绝经后女性肥胖，即大量脂肪组织中的芳香化酶可促使肾上腺分泌的雄激素向着雌激素转化，脂肪组织越多，酶的活性越强，转化能力越大，导致血液中雌激素水平持续不断地升高，绝经后又没有孕激素的拮抗作用，使得子宫内膜细胞过度增殖癌变的风险大大增加。研究发现，与血糖正常者相比，糖尿病患者机体中存在高水平胰岛素及相关因子，它们可通过促进子宫内膜细胞的增殖增加癌变风险。多项临床研究显示，高血压患者发生子宫内膜癌概率也增加。但是，对于高血压引起子宫内膜癌发生的机制尚不清楚。研究提示，长期高血压可导致细胞衰老及凋亡抑制，促进子宫内膜癌细胞增殖和恶变。

肥胖、糖尿病及高血压是子宫内膜癌的高危"三联征"。这些疾病可能导致子宫内膜不典型增生和癌变。广大女性可以通过养成良好的、健康的生活方式来降低子宫内膜癌的发病风险，比如调整为少油少盐，多纤维生酮饮食结构，每周进行跑步、登山和游泳等适量有氧运动，养成少熬夜和早睡早起的好习惯，平常注意检测血脂、血糖和血压，及时调整工作强度和控制体重。

（程媛　王建六）

十一、子宫内膜癌会遗传吗

1. 子宫内膜癌不具有遗传性

子宫内膜癌不是先天性遗传性疾病，一般不具有遗传性，但有家族聚集倾向和遗传倾向性。家族聚集现象是指家族中有 2 个或多个亲属患过类似的肿瘤。约有 20% 的子宫内膜癌有家族史，这可能与肿瘤易感基因有关。有卵巢癌、乳腺癌或者肠癌（即遗传性非息肉病性结直肠癌）家族史者子宫内膜癌的危险性增大。

2. 影响子宫内膜癌的遗传因素有哪些

影响子宫内膜癌的遗传因素包括 Lynch 综合征（遗传性非息肉病性结直肠癌）相关子宫内膜癌的突变，以及非 Lynch 综合征相关子宫内膜癌的单核苷酸多态性（SNP）变化和表观遗传变异。

3. Lynch 综合征与子宫内膜癌有何关系

Lynch 综合征（遗传性非息肉病性结直肠癌）是由 DNA 的错配修复基因突变（*MLH1*、*MSH2*、*MSH6* 或 *PMS2*）导致。也增加了子宫内膜癌和卵巢癌的风险。在女性人群中，*MLH1*、*MSH2* 和 *MSH6* 突变导致子宫内膜癌的终身风险分别是 20%~54%，21%~49% 和 16%~71%。*PMS2* 突变使得子宫内膜癌的终身风险为 15%。子宫内膜癌是继结直肠癌之后，与 Lynch 综合征相关的第二常见肿瘤类型。这种类型的子宫内膜癌被定义为 Lynch 综合征相关的子宫内膜癌，占全部子宫内膜癌的 2%~5%。在 50 岁以下的子宫内膜癌患者中，有 9% 发生非息肉性结直肠癌相关基因的突变。多发性错构瘤综合征的基础是 *PTEN* 基因的突变，70 岁时子宫内膜癌发病风险为 19%~28%。

4. 与子宫内膜癌相关的非 Lynch 综合征的 SNP 变化和表观遗传变异有哪些

子宫内膜癌和其他恶性肿瘤一样，其发病机制相当复杂，涉及原癌基因、抑癌基因、DNA 修复基因，与凋亡、雌激素途径、促炎症过程和代谢相关的基因，这些基因发生突变，在一定的环境条件下促进子宫内膜癌的发生。此外，一些类型的表观遗传变异已被证明可以增强子宫内膜癌。子宫内膜癌的遗传易感因素有哪些，至今尚不完全清楚，从基础到临床的关于影响子宫内膜癌风险的基因多态性的研究正在进行中，越来越多的遗传易感基因可能会被发现。

5. 子宫内膜癌遗传易感基因阳性，一定会得子宫内膜癌吗

遗传易感基因阳性并不代表会发病，从基因突变到肿瘤发生，需要漫长的时间。这提示子宫内膜癌是可以预防的。

6. 如何在健康人群中发现子宫内膜癌遗传易感基因

在健康人群进行子宫内膜癌遗传易感基因检测，不仅可以预测罹患子宫内膜癌的风险，筛选出高风险人群，还可以帮助制订家族健康管理计划，实现早筛查、早预防、降低肿瘤发病，早发现、早治疗、提高预后。但我国子宫内膜癌的筛查方案中，尚未建立常规的子宫内膜癌遗传易感基因检测和指导方针。

7. 子宫内膜癌遗传易感基因阳性时，如何预防子宫内膜癌

当发现子宫内膜癌遗传易感基因阳性后，健康人应该定期进行子宫内膜癌筛查。用到的方法有子宫内膜微量组织病理检查或子宫内膜细胞学检查。

（赵丽君）

十二、乳腺癌患者服用他莫昔芬会引起子宫内膜癌吗

1. **乳腺癌患者为何要用他莫昔芬治疗**

他莫昔芬（TAM）是乳腺癌内分泌治疗的常用药物，使乳腺癌患者的生存期明显延长。其结构类似雌激素，作用机制是竞争性地与乳腺肿瘤细胞表面的雌激素受体结合，从而阻断雌激素对肿瘤细胞生长和增殖的促进作用。TAM 目前主要用于绝经前早期乳腺癌以及部分不能耐受芳香化酶抑制剂的绝经后早期乳腺癌，标准治疗方案为每天服用，连续 5 年。近年来有新的研究证据表明，对于部分高复发风险患者，连续服用 10 年 TAM 可以进一步降低肿瘤的复发率。

2. **服用他莫昔芬会导致子宫内膜癌吗**

TAM 对子宫内膜存在类雌激素性质的作用，标准剂量的 TAM 可能和子宫内膜增生、子宫内膜不典型增生、息肉形成、浸润性癌及子宫肉瘤相关。不过患者不必过于紧张，其实临床上服用 TAM 最常见的妇科相关不良反应是子宫内膜增生，真正发生癌变的还是少数。据国外上万病例的临床研究长期随访证实，服用 TAM 的子宫内膜癌发生率为年 1.26/1 000，是小概率事件。

有研究显示，大多数接受他莫昔芬治疗的患者发展为子宫内膜恶性肿瘤是在绝经后。绝经前使用他莫昔芬的患者，其超声检查或内膜组织病理学检查提示内膜异常的发生率明显低于绝经后的患者。说明 TAM 治疗致患者子宫内膜病变的发生率与绝经状态相关。高龄、绝经和子宫内膜病变史都是子宫内膜病变的高危因素。绝经前患者如果月经规律，说明每个月经周期都有子宫内膜的脱落，发生子宫内膜癌的风险很低。

对于绝经后患者，如果合并有如肥胖、糖尿病、高血压、无孕激素拮抗的雌激素使用史、多囊卵巢综合征、初潮早、晚绝经、功能性卵巢肿瘤（分泌雌激素的卵巢肿瘤）、肿瘤家族史（包括子宫内膜癌或肠道肿瘤）等其他高危因素，应当做好患者的教育，充分知情同意，并在 TAM 的治疗过程中加强监管。

3. 什么样的症状应当警惕子宫内膜癌的风险

长期接受 TAM 治疗的乳腺癌患者还是要关注子宫内膜可能出现的不良反应，特别要关注异常子宫出血或绝经后出血症状。绝经后出血是指绝经 1 年以后发生的阴道流血。绝经后出血最常见的原因包括生殖道萎缩，子宫内膜息肉，子宫内膜增生和子宫内膜癌，其中子宫内膜癌占 5%~10%。所以绝经后女性应高度警惕绝经后出血症状，一旦出现需要立即妇科就诊治疗。

异常子宫出血是指育龄期女性非妊娠相关的源自子宫腔的出血，其出血特点与正常月经的周期、频率、规律、经期长度或经期出血量至少有一项不符合。乳腺癌患者在随访过程中，需要被详细询问月经情况。对于绝经前女性，应根据月经周期、频率、规律、经期长度、经期出血量来判断是否有异常子宫出血的情况。有异常子宫出血者，发生子宫内膜恶变和癌前病变的概率约为 8%~10%；无异常子宫出血者，无论子宫内膜厚度，发生子宫内膜癌的概率均小于 <0.25%。有异常子宫出血症状者（包括任何经期的延长、经量的增多、月经周期的缩短、月经间期出血、阴道淋漓出血、阴道血性分泌物、点滴样出血或血性白带等）必须及时妇科就诊评估并密切随诊。

4. 妇科体检发现子宫内膜增厚如何处理

很多患者会担心子宫内膜增厚的问题，TAM 引起的内膜增厚，大部分与刺激内膜下腺体增生有关，往往并不引起症状。有研究发现随着 TAM 治疗时间的延长，子宫内膜约每年增厚 0.75mm，TAM 治疗 5 年后，子宫内膜平均厚度为 12mm（波动于 6~21mm）。

子宫内膜的厚度与绝经状态是密切相关的，所以针对子宫内膜厚度的监测分为绝经前和绝经后两种情况。

对于绝经后女性，无绝经后出血症状，内膜厚度 <5mm 者，恶变风险小；对于无绝经后出血症状，内膜厚度 ≥5mm 者，推荐密切随访；有绝经后出血症状的患者，若内膜厚度 ≥5mm，需要宫腔镜检查加诊断性刮宫；有绝经后出血症状的患者，若内膜厚度 <5mm，恶变风险低，可以密切随访或行宫腔镜检查加诊断性刮宫；如果出现阴道反复或持续出血，无论内膜厚度是多少，都应该做宫腔镜检查加诊断性刮宫。

对于绝经前患者，子宫内膜厚度在月经周期的不同阶段存在显著差异，目前国际上对绝经前女性的子宫内膜增厚的临界值尚无明确定论，如果超声提示子宫内膜增厚伴有血运丰富或子宫内膜不均匀等阳性结果，建议宫腔镜检查加诊断性刮宫；如果超声检查提示单纯子宫内膜增厚（子宫内膜厚度 >15mm），可继续服药观察，并且提高随访频率，如果观察过程中出现异常子宫出血，建议宫腔镜检查加诊断性刮宫。

因而如果患者有规律的月经，保持每 6~12 个月进行一次妇科就诊就可以了。对于绝经后患者，如果无绝经后出血症状，内膜厚度 <5mm，恶变风险很小，保持每 6~12 个月进行一次妇科就诊也就足够了。

5. 乳腺癌患者如何监管妇科情况

对于长期服用 TAM 治疗的乳腺癌患者，如果没有妇科相关症状但存在高危因素者，建议每 3~6 个月进行一次妇科就诊；没有高危因素者，每 6~12 个月进行一次妇科就诊。对于绝经后使用的患者，推荐每 6 个月一次的常规超声检测；对于绝经前无症状的患者，过于频繁的超声检测并不增加获益，反而会增加医疗成本和不必要的检查风险，目前建议每 6~12 个月行妇科超声检查。

总之，对于接受 TAM 治疗的乳腺癌患者来说，要了解出现子宫内膜相关的增殖性病变是由 TAM 的药物机制所造成的，是药物常见不良反应，但发生癌变的概率非常小，只要做好定期的妇科检查，就可以放心安全地完成 TAM 的标准治疗。

（王姝　刘淼）

十三、复方口服避孕药能降低
子宫内膜癌发病风险吗

1. 复方口服避孕药安全吗

复方口服避孕药是指含有雌激素和孕激素的复合甾体制剂。1960 年复方口服避孕药 envoid 在美国首先上市，其雌激素为 150μg 的炔雌醇，由于其高剂量的雌激素明显增加了静脉血栓等心血管疾病发生的风险。半个世纪以来，科研工作者对复方口服避孕药的用药安全性、药物剂量及成分也在不断地进行探索和改进，通过降低雌激素剂量，使用天然雌激素，将炔雌醇含量降至 30~35μg；目前炔雌醇含量 20μg 的复方口服避孕药美欣乐（欣妈富隆）和优思悦已上市应用。在国外已有天然雌激素（戊酸雌二醇）替代人工合成的雌激素炔雌醇的复方口服避孕药上市。孕激素也从炔诺酮、左炔诺孕酮、去氧孕烯和孕二烯酮直到屈螺酮，经过了 4 代的发展。现代复方口服避孕药通常为 20~35μg 雌激素配伍第二代以后的孕激素，明显减少了复方避孕药的不良反应。

我国对复方口服避孕药的研发开始于 20 世纪 60 年代初，将雌激素的剂量从减半到减到 1/4 剂量，不良反应明显减少。1967 年复方炔诺酮片（避孕 1 号）和复方甲地孕酮（避孕 2 号）通过鉴定。尽管我国对避孕药研发的开始晚于国外 7~8 年，但低剂量的复方口服避孕药却早于国外产品 7~8 年。复方口服避孕药的问世是计划生育领域的一大突破，它和抗生素 / 疫苗一样挽救了无数人的生命，50 多年的临床证据与使用经验，证明它是有史以来研究最为深入而且最为安全的药物。

2. 雌、孕激素如何发挥避孕作用

复方口服避孕药含有雌激素和孕激素两种成分，通过改变正常生殖生理功能的多个环节，其中最主要的作用是抑制下丘脑 - 垂体 - 卵巢轴的反馈机制，使正常月经周期中期的卵泡刺激素（FSH）及黄体生成素（LH）波峰消失，从而抑制排卵。此外，亦作用于其他效应组织，干扰正常的生殖生理过程，影响精子与卵子的运行及受精卵的着床、种植，以达到阻止妊娠的发生。

具体通过以下环节发挥避孕的作用：①避孕药中的雌、孕激素负反馈抑制下丘脑促性腺激素释放激素（GnRH），从而抑制垂体分泌卵泡刺激素（FSH）及黄体生成素（LH），同时直接影响垂体对 GnRH 的反应，不出现排卵前 LH 的波峰，排卵受到抑制；②避孕药中的孕激素改变了宫颈黏液性状，使宫颈黏液量减少，黏液稠度增加，拉丝度降低，不利于精子穿透；③药物中的孕激素对雌激素起到拮抗作用，影响子宫内膜发育，内膜腺体发生退变，分泌衰竭，呈静止无功能状态，影响了受精卵的着床；④药物中的雌、孕激素，使得输卵管上皮纤毛功能、肌肉节段运动和输卵管液体分泌均受到影响，干扰了精、卵进入输卵管的速度以及受精卵在输卵管的正常运行，影响了受精卵的着床。

3. 复方口服避孕药可用于妇科病的治疗吗

随着对复方口服避孕药的基础研究与临床试验的不断深入，目前复方口服避孕药在临床上已经用于某些妇科疾病的治疗或辅助治疗。①异常子宫出血：指育龄期非妊娠女性与正常月经的周期频率、规律性、经期长度、经期出血量任何一项不符的、源于子宫腔的异常出血。其病因可分为有结构性改变和无结构性改变两类，其中结构性改变病因包括子宫内膜息肉、子宫腺肌病、子宫肌瘤、子宫内膜恶变和不典型增生，无结构性改变病因包括凝血相关疾病、排卵功能障碍、子宫内膜局部异常、医源性及未分类的疾病。②经前期紧张综合征：其为月经前周期性发生的影响女性日常生活和工作，涉及躯体、精神及行为的综合征，伴有严重情绪不稳定者为经前期情绪障碍，在黄体期发生，月经来潮后可自然消失。对于重症者复方口服避孕药可作为首选。近年来多项研究表明，复方口服避孕药在控制其症状方面发挥了有益作用。口服优思悦的 24+4 方案是美国食品药品监督管理局批准用于治疗经前期紧张综合征的唯一药物。③子宫内膜异位症：子宫内膜异位症最主要的临床表现为疼痛，70%~80% 的患者有不同程度的盆腔疼痛，国内外多版关于子宫内膜异位症的诊治指南均将复方口服避孕药作为治疗青春期（包括 <16 岁）及育龄期子宫内膜异位症相关疼痛的一线治疗药物，有效率达 75%~90% 或以上，且安全性好、费用低、适合长期使用。④盆腔炎性疾病：复方口服避孕药中的孕激素增加宫颈黏液的黏稠度，抑制细菌的上行感染；其次，规律使用可减少月经量及异常子宫出血的发生；同时可减少非意愿妊娠的发生，从而在一定程度上减少宫腔操作，以上均有助于减少盆腔炎性疾病的发生。有证据表明，复方口服避孕药使用可明显降低子宫内膜炎的发生率及

输卵管炎的发生风险。⑤多囊卵巢综合征：多囊卵巢综合征病因不明，以对症治疗为主，且需长期健康管理。复方口服避孕药可作为调整患者的月经周期和治疗高雄激素血症的一线药物，对于已完成生育的多囊卵巢综合征患者，调整月经周期，复方口服避孕药可作为首选，且推荐持续使用。复方口服避孕药也是青春期和育龄期多囊卵巢综合征患者高雄激素血症及多毛、痤疮的首选治疗药物，血栓风险人群要排除禁忌选用含有第二代孕激素的复方口服避孕药，以降低血栓风险。

4. 长期使用口服避孕药能降低子宫内膜癌的风险

复方口服避孕药不仅具有高效的避孕作用，还可用于治疗某些妇科疾病，如长期使用还能降低部分恶性肿瘤的发生风险。健康女性使用复方口服避孕药能明显降低妇科的子宫内膜癌和卵巢上皮性癌的风险。

子宫内膜癌的病因不十分清楚，目前临床上发现子宫内膜癌有两种发病类型，其中Ⅰ型子宫内膜癌患者的发病与雌激素的关系较为明确，即雌激素依赖型。由于某些内源性或外源性因素导致体内的高雌激素状态，长期刺激子宫内膜，而缺乏孕激素对雌激素的拮抗作用，增加了患子宫内膜癌的风险。含有雌、孕激素成分的复方口服避孕药，因孕激素对雌激素有拮抗作用，故影响了子宫内膜的发育，内膜腺体发生退变，分泌衰竭，呈静止无功能状态，最终对子宫内膜起到了保护作用，从而降低了雌激素依赖型即Ⅰ型子宫内膜癌的风险。研究发现每服用5年复方口服避孕药，能降低约25%患子宫内膜癌的风险。口服避孕药在停药后数十年，对于子宫内膜癌一样能提供有效防护。随着服药时间延长，子宫内膜癌发生率逐渐降低。首次服用的年龄越早，随着持续使用复方口服避孕药时间的延长，对预防子宫内膜癌的保护作用也逐渐增加，即使停用复方口服避孕药多年后预防子宫内膜癌的保护作用仍持续存在。

复方口服避孕药的雌、孕激素剂量对子宫内膜癌发生的风险是否有影响？一项基于多国医院的病例对照研究发现，按雌、孕激素的相对含量进行分类，使用含高剂量雌激素及低剂量孕激素复合制剂的女性的风险没有改变，相反，含低剂量雌激素和高剂量孕激素的口服避孕药使用者的风险显著降低。高剂量孕激素使用者的风险明显低于低剂量孕激素使用者。该研究的结果表明，雌、孕激素不同剂量联合的口服避孕药对子宫内膜癌的风险有着不同的影响。含有高剂量孕激素的复方口服避孕药可能会更有效地预防子宫内膜癌的发生风险。

5.
可用复方口服避孕药避孕的人群及用药注意事项

复方口服避孕药是一种高效、安全可靠的避孕方法，除了避孕外还有其他非避孕的益处，因此它适用于：①要求避孕的健康育龄妇女，无使用甾体激素禁忌证者，包括新婚夫妇；②要求避孕且伴有某些妇科疾病患者，无使用甾体避孕药禁忌证者。

用药注意事项：①避孕药应严格按要求定时服用，如未按时服药可造成避孕失败，并可引起子宫突破性出血（异常子宫出血）；②长期服药者应每年体检一次，测量血压，进行乳房、腹部及盆腔检查，发现异常应及时停药；③使用过程中如出现漏服现象，需立即补救以免出现避孕失败。漏服1片且未超过12小时，除须按常规服药1片外，应立即再补服1片，以后继续每天按时服用，无需采用其他避孕措施。如漏服超过12小时或漏服2片及以上时，原则为立即补服1片，若剩余药片为7片及以上时，可继续常规服药，同时，需要用避孕套等屏障避孕法最少7天，或采用紧急避孕方法，防止意外妊娠；若剩余药片不足7片，可在常规服用完本周期药片后立即服用下个周期的药片。如在月经来潮第2~5天后开始服药，服药最初7天内最好加用其他避孕措施。

（刘春兰）

十四、绝经后激素替代治疗
会引起子宫内膜癌吗

1. 绝经后激素替代治疗和子宫内膜癌有关系吗

绝经后激素替代治疗确实和子宫内膜癌有关。这个说法产生于 20 世纪 60 年代，当时是绝经后雌激素替代治疗的第一个高潮末期，当绝经后妇女遇到潮热出汗及心情烦躁等问题时，医生们会给妇女处方雌激素，人们发现服用雌激素后不仅能解决更年期这些突然产生的不舒适，还可以保持妇女的挺拔身材和水润的容颜，于是这种治疗受到广泛欢迎，使用者数量暴增。但是应用十几年后，医生们发现患子宫内膜癌的妇女增加了，而且其中很多妇女是使用过雌激素的。经过统计学分析，发现了绝经后使用雌激素和患子宫内膜癌有关联，如果长期使用雌激素，患子宫内膜癌的机会大约增加了 10%~20%。由于当时的医学水平对癌症还束手无策，这个服药后带来的风险引起了很大的恐慌，直接导致了绝经后激素治疗的第一个高潮的结束。

2. 为什么还在使用激素替代治疗

由于始终没有一个完美的药物彻底解决绝经后妇女遇到的种种问题，雌激素的使用一直没有停止。很快，医生们发现孕激素可以中和雌激素对子宫内膜的增生作用，开始尝试雌孕激素共同使用，发现加用孕激素后，雌激素使用所增加的子宫内膜癌风险被降下来了。因此，雌孕激素补充开始普遍使用。1971 年日内瓦世界卫生组织会议上，正式强调雌激素补充要同时加用孕激素。此后绝经后激素替代治疗又迎来了蓬勃发展，很快达到了第二个高潮。

3. 激素替代治疗可以免得子宫内膜癌吗

这样的说法不够科学严谨，确切地说，规范的激素替代治疗不会增加患子宫内膜癌的机会，有些激素替代方案的使用还可以降低子宫内膜癌的发生率，但激素替代治疗并不是子宫内膜癌的预防针。在激素替代治疗的第二个高潮期间，以前瞻性随机对照临床试验为主要手段的循证医学逐渐发展成熟。关于雌孕激素治疗的研究也获得了丰硕的研究成果。例如 Strom 等的研究发现雌、孕激素补充内膜癌风险指数 *OR* 为 0.69，Jackkola 等的研究 *OR* 为 0.45，著名的百万妇女研究（MWS）子宫内膜癌 *RR* 为 0.71，Hers 研究 *HR* 为 0.25，WHI 研究 *HR* 为 0.81。这些研究结果都提示绝经后补充雌孕激素，内膜癌的风险不仅不会增加，反而会降低。进一步细化的研究发现目的是产生周期性出血的雌孕激素周期序贯服药方法对子宫内膜的保护似乎弱一些。例如 Beral 的荟萃分析结果是周期序贯服法患子宫内膜癌 *OR* 为 1.14，虽然也显示了加用孕激素可以降低单独雌激素使用时增高的内膜癌风险，但是没有显示出这样服药可以额外降低患内膜癌风险。随后又有更加细致的研究发现，周期序贯时每月使用孕激素的时间长度很重要，当使用时间达到 10 天或以上时，不增加内膜癌的风险（*RR*=1.07），而每月使用时间不足 10 天时，风险增加（*RR*=1.76，Brinton 等）。在众多循证医学证据面前，更年期专科医生早已经形成共识，对有子宫的绝经妇女，使用激素替代治疗时采用雌、孕激素联合治疗，或者采取不来月经的连续联合服药方法，或者采取每月来月经的周期序贯服药方法，但孕激素使用达到 10 天以上。

4. 如何安全进行绝经后激素替代治疗

绝经后激素替代治疗强调由专科医生制订方案，并根据需求和身体情况随时个体化调整用药方案。只要规范操作，子宫内膜癌这个风险可以不存在。

（王朝华）

十五、子宫内膜癌如何能够早期发现

（一）子宫内膜癌的早期症状

随着生活水平的提高，子宫内膜癌的发病率逐渐升高，发病的人群也逐渐年轻化，子宫内膜癌已经成为危害女性生命健康的重要疾病。但是，如果能够早期发现、及时正规治疗，子宫内膜癌的治疗效果和预后在妇科三大肿瘤（卵巢癌、宫颈癌、子宫内膜癌）中是最好的。那么在日常生活中，我们的身体出现哪些蛛丝马迹就需要警惕子宫内膜癌呢？

1. "大姨妈"变了需警惕

"大姨妈"是子宫内膜在女性激素的影响下周期性脱落而出现的规律的生理性的阴道流血，正常情况下绝经前女性有相对固定的月经周期[（28±7）天]，经期和出血量。由于子宫内膜癌是子宫内膜发生了恶性病变，大约有2/3的患者都会表现为"大姨妈"的不正常，比如长期闭经、阴道不规则出血、月经量增多或经期延长，这时我们就要警惕是不是发生了子宫内膜病变，应该及时到医院就诊。对于绝经后女性，如果已经满一年不来月经，忽然又出现了阴道流血，也需要立即到医院就诊除外子宫内膜病变。所以，关注"大姨妈"是早期发现子宫内膜癌的一个重要方法。

2. "水样白带"要当心

正常情况下，女性的白带为白色稀糊状或蛋清样，无腥臭味，一般在接近排卵期时白带增多、清澈透明，稀薄似鸡蛋清，排卵2~3天后，白带又变成混浊黏稠而量少，对妇女健康无不良影响。大约1/4的子宫内膜癌患者会出现"水样白带"，医学上称为"阴道排液"，通常表现为洗肉水样或淘米水样白带，合并感染时可出现脓血性水样白带，伴腥臭味，量多少不等，但通常多于正常白带量，随着疾病的进展，水样白带量会逐渐增多，如果出现这种情况，就需要当心是否患上子宫内膜癌，应尽快就诊。

3. "小肚子隐痛"别大意

子宫位于女性盆腔的正中，子宫内膜癌发展过程中由于宫腔内病灶增大，或累及宫颈内口导致宫腔积脓，部分患者可能出现下腹胀痛或痉挛样疼痛（类似痛经的感觉），内膜癌晚期浸润周围组织或压迫神经也可引起下腹及腰骶部疼痛，因此，出现下腹隐痛的症状不能大意，应及时就诊，由医生来鉴别判断腹痛的原因。

（二）哪些人没有症状也需要警惕子宫内膜癌

子宫内膜癌的高危因素主要包括无孕激素拮抗的雌激素作用，如绝经后单纯的雌激素替代治疗，乳腺癌患者三苯氧胺长期治疗，以及其他可能和雌激素相关的因素包括肥胖、糖尿病、不育、多囊卵巢综合征、初潮早及晚绝经等。女性的Lynch综合征（遗传性非息肉病性结直肠癌）是明确的显著增加子宫内膜癌发生的遗传因素。因此，对于有上述高危因素的人群，即使没有出现可疑的症状，也需要依据不同风险程度进行规律筛查，从而能够早期发现，早期治疗子宫内膜癌。

1. 有高危因素的风险增加人群

如果您有以下任一种高危因素，就属于子宫内膜癌风险增加人群：

（1）肥胖，体重指数（BMI）≥30kg/m^2。

（2）多囊卵巢综合征。

（3）无孕激素拮抗的雌激素使用史。

（4）晚绝经（>55岁）。

（5）终身未育或原发不孕。

（6）他莫昔芬长期治疗（尤其是>50岁或绝经后仍使用他莫昔芬者）。

（7）年龄≥45岁，且合并糖尿病。

2. 高风险人群

高风险人群包括：

（1）Lynch综合征患者（一生中患子宫内膜癌的风险高达25%~60%）。

（2）三级亲属中有Lynch综合征患者但本人未行相关基因检测者。

（3）有子宫内膜癌或结肠癌家族史者。

·········· **（三）做哪些检查可以早期发现子宫内膜癌** ··········

1. 经阴道超声检查最简便

如果发现了上述子宫内膜癌的蛛丝马迹，医生首先会选择的简便和无创的检查就是经阴道的超声检查，这种检查有性生活的女性都可以做，而且不需要憋尿。经阴道 B 超检查可了解子宫大小、宫腔内有无赘生物、子宫内膜厚度、有无异常血流信号、肌层有无浸润及深度，为临床诊断提供初步参考，并为选择进一步检查提供参考。子宫内膜癌患者在 B 超检查中通常表现为宫腔内异常赘生物或子宫内膜增厚，在绝经前女性，子宫内膜厚度在月经周期不同阶段会发生变化，单纯的子宫内膜增厚诊断意义有限，需要结合检查时间进行具体分析；但在绝经后女性，由于雌激素水平低，子宫内膜呈萎缩状态，经阴道超声测量子宫内膜厚度通常≤4mm，如果大于这一界值，就需要进一步检查除外子宫内膜癌。如果经阴道超声提示宫腔内有异常赘生物，也提示需要做进一步的活检明确赘生物性质。因此，经阴道超声仅作为初筛的方法，不能单独用于子宫内膜癌的早期筛查和诊断。

2. 子宫内膜微量组织病理检查

通过子宫内膜环状采集器取得微量子宫内膜组织后进行病理检查，是一种有效的子宫内膜癌筛查和早期诊断方法。这种方法操作简便，在门诊就可以进行，不需要麻醉，无需扩张子宫颈，而且取材比较全面，可涵盖双侧宫角，诊断子宫内膜癌及癌前病变的敏感度为75.3%、特异度为99.4%、阴性预测值为94.9%。但是对于绝经后、子宫内膜厚度<5mm、子宫肌瘤、子宫内膜息肉等患者取材满意度较低，容易造成取材不足而出现假阴性，阴道流血过多的患者取材也会受到一定影响，因此，需要医生具体判断，选择适合的患者以提高这项检查的可靠性。

3. 子宫内膜细胞学检查

这种检查方法类似做宫颈癌筛查的宫颈脱落细胞学检查，只是取材部位不是宫颈，而是在宫腔内，需要应用特制的子宫内膜细胞采集器进行取材，是目前国际上使用比较多的子宫内膜癌早期筛查方法。取材操作能够在门诊完成，操作简便，不需要麻醉，能够有效减少子宫内膜损伤，减少子宫穿孔及宫腔感染的风险，而且标本的满意度不受绝经年限和子宫内膜厚度的影响。但是目前缺乏细胞学家一致认可的严格的子宫内膜细胞学诊断标准，这种方法目前只能起到筛查和辅助诊断的作用，不能代替子宫内膜组织病理学检查。

4. 子宫内膜癌明确诊断方法——子宫内膜组织病理检查

宫腔镜下活检或诊断性刮宫获取的子宫内膜组织病理检查是子宫内膜癌确诊的"金标准"。因此，对于有可疑症状，并且经过了初步检查提示有可能患子宫内膜癌的患者可以进一步进行宫腔镜下活检或诊断性刮宫来明确诊断。没有症状的风险增加人群及高危人群，在筛查中高度可疑子宫内膜癌或癌前病变、取材不满意、与临床症状或超声检查不相符时可以进一步行确诊检查。

5. 如何早期筛查子宫内膜癌

不同于针对宫颈癌进行的全民普查，子宫内膜癌的筛查是针对具有危险因素人群进行的"选择性筛查"，目前我国专家共识推荐对于不同风险度人群应用不同的筛查策略。

（1）高风险人群：Lynch 综合征患者及其亲属，在 30~35 岁后（或者在其患癌家属发病年龄前 5~10 岁），需要每年进行子宫内膜癌的筛查（子宫内膜微量组织病理检查或子宫内膜细胞学检查）。

（2）风险增加人群：首先应该进行充分的健康宣教，建议每年进行经阴道超声检查监测子宫内膜厚度，如果经阴道超声检查发现绝经前女性月经刚干净时子宫内膜厚度 >11mm 或绝经后女性子宫内膜厚度 ≥5mm 或子宫内膜血管增多、子宫内膜不均质、透声差的宫腔积液等，建议行进一步的子宫内膜癌筛查（子宫内膜微量组织病理检查或子宫内膜细胞学检查）。

（3）围绝经期或绝经后妇女，如果有取出宫内节育器的要求，推荐在取环的同时进行子宫内膜癌筛查。

（张果）

十六、宫颈脱落细胞学检查 能诊断子宫内膜癌吗

1. 宫颈脱落细胞学检查不能诊断子宫内膜癌

宫颈脱落细胞学检查不能诊断子宫内膜癌，因为取材于宫颈的脱落细胞无法判断子宫内膜是否存在疾病。

2. 为什么有时候宫颈脱落细胞学报告中可见子宫内膜细胞

因为宫颈和子宫腔相连通，在一些特殊时期，如女性不规则出血、月经末期等，采集宫颈脱落细胞时，会一并采集到部分脱落的子宫内膜细胞。此时，如果子宫内膜存在一定的病变，细胞学涂片有可能看到子宫内膜病变的部分端倪。

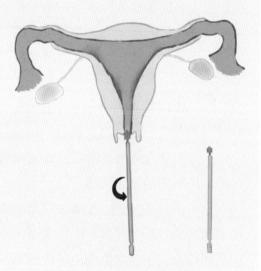

图 9　宫颈脱落细胞取样

3. 是否可以像宫颈细胞学筛查宫颈癌一样，应用宫腔子宫内膜细胞诊断子宫内膜癌

宫腔取材的子宫内膜细胞依然不能用于诊断子宫内膜癌。子宫内膜癌患者中，80% 以上都存在出血倾向，多数发生在围绝经期和绝经后期。在临床工作中，针对这样的子宫出血目前是常规进行子宫内膜活检，无论是诊刮，还是宫

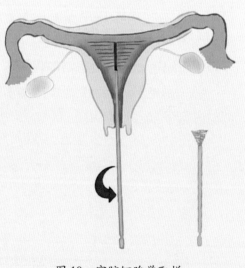

图 10　宫腔细胞学取样

腔镜下检查，以明确诊断。采集子宫腔的内膜细胞制备涂片进行子宫内膜癌筛查的尝试，国内外都有过相关的研究，结果显示敏感性有限。日本学者曾小规模做过相关研究并发表文章，美国约翰霍普金斯的科曼教授也曾经在细胞学涂片中检测相关基因，并发表在科学杂志上。但总体而言，结果并不像期待的那么理想。

4. 为什么子宫内膜细胞不能用于子宫内膜癌的早期诊断

子宫内膜细胞不能用于子宫内膜癌的早期诊断主要是存在以下几个限制：

（1）子宫内膜癌癌前病变的诊断有赖于组织形态学结构。即便是在组织学诊断中，也存在一定的难度和形态学误区。而细胞学涂片失去了组织结构性的特点，使判读更具有挑战性。

（2）子宫内膜异常的诊断到目前为止依然缺乏特异性强的免疫组化标志物，难以将癌前病变和其他良性疾病鉴别出来。

（3）子宫内膜癌和子宫颈癌的发病情况不同。子宫内膜癌在发达国家发病率高，在发展中国家和不发达国家发病率相对较低，而子宫颈癌的发病情况却恰恰与此相反。美国子宫内膜癌的发病率是 30/10 万左右，而宫颈癌的发病率不足 5/10万。但我国内膜癌和宫颈癌的发病情况刚好与此相反。因此，在我国将子宫内膜细胞学检查用于人群筛查尚存在很多挑战，尤其是其敏感度和特异度都相对较低。但子宫内膜癌的发生存在一定的高危因素，有一定的高危人群，如肥胖 - 高血压 - 糖尿病等，另外，不孕女性中，子宫内膜疾病的发病风险也相对较高，针对于这些高危人群，子宫内膜细胞学筛查是否会因更易于操作、损伤更小而有一定的应用前景，有待更多的研究探讨。

（赵昀）

十七、妇科超声能发现子宫内膜癌吗

1. 什么是妇科超声

妇科超声是医学超声诊断学的一个分支，是利用超声波的物理特性对女性生殖系统进行影像学检查的一种技术手段，主要包括经腹部、阴道或直肠超声检查。随着超声诊断技术迅速发展和新技术、新软件的出现，妇科三维超声、盆底超声以及妇科超声造影等新的检查手段在临床上得到广泛应用，大大扩大了妇科疾病的诊断范围，提高了其诊断准确性。毫不夸张地说，妇科超声就是妇科大夫的眼睛，可以帮助妇科大夫准确判断病变的位置、形态、大小、数量以及性质等，可以对妇科肿瘤实现早期诊断，为临床早期治疗提供帮助。

2. 妇科超声检查前的准备有哪些

妇科超声检查前不需要空腹，经腹超声检查前需要充盈膀胱即憋尿检查，而经阴道、直肠检查前则需要排空膀胱。

3. 妇科超声检查可以发现子宫内膜癌

妇科超声检查可以发现子宫内膜癌。对月经不规律、异常阴道流血，以及绝经后阴道流血的患者，通过经阴道或经直肠超声检查除了常规观察子宫大小、形态，有无肿瘤样结构，重点关注子宫内膜厚度、回声、有无占位性病灶，内膜与肌层关系等。可初步对子宫内膜做出判断，可疑内膜病变的患者选择进一步检查以明确诊断。

4. 解读子宫内膜癌超声报告的注意事项

（1）注意患者的年龄。

（2）注意内膜的厚度：如绝经后女性内膜≥5mm，育龄期女性内膜>16mm，三维超声内膜容积>13.0ml，提示内膜增厚。

（3）注意内膜回声及均质度：正常子宫内膜呈均匀中等回声，当内膜出现不均匀中低或中高回声时，或局部出现占位及明显增厚，均提示子宫内膜不均。

（4）注意内膜边界：有无边界毛糙，有无呈锯齿状，有无伸入到肌层等。

（5）注意内膜血流：内膜血流灌注杂乱，并可见粗大紊乱血管，提示内膜病变，当有血管自病灶深入肌层考虑为内膜病变侵肌的表现。

5. 常见子宫内膜癌超声特征解读

（1）内膜癌的二维超声图像解读：

1）子宫内膜息肉型改变：癌组织向宫腔内突出呈息肉状。

2）子宫内膜局限型改变：肿瘤仅累及部分子宫内膜，内膜局部增厚不均、回声增强。此型病灶虽小，也可侵犯肌层。

3）子宫内膜弥漫型改变：内膜不对称增厚或明显增厚，厚度1.3~3.5cm，充满整个宫腔，呈弥漫性不均匀或局灶性增厚，增厚处呈强弱不均杂乱回声，有乳头状突起，呈不均团块状；内膜边缘毛糙，与肌层分界不清。

（2）内膜癌的血流动力学解读：经阴道彩色多普勒监测子宫内膜血流信号变化，可帮助鉴别子宫内膜的良、恶性病变。内膜癌的子宫动脉血流量增加，血管阻力下降。内膜有杂乱的血流信号，有肌层伸向内膜的血管，走行紊乱，肿瘤动脉血流频谱呈低阻力型，RI<0.5。

（3）内膜癌侵肌部位及程度解读：子宫肌层受侵的深度是判断内膜癌恶性程度与分期的重要指标。

1）内膜癌侵肌部位：经阴道超声能较准确地判断内膜癌侵肌部位。正常的子宫内膜与肌层之间有一结构即"结合带"，超声上表现为完整的低回声晕。当内膜癌侵肌时，侵肌处结合带模糊不清甚至消失，内膜边缘毛糙不均，呈锯齿状深入，在与肌层分界处弥漫，或从分界不清的肌层与内膜之间出现走行杂乱的血管，可判断肌层浸润位置。

2）内膜癌侵肌深度：经阴道超声能较准判断内膜癌侵肌深度。首先测量正常部位肌层厚度，然后测量病灶侵肌最深处外缘距子宫浆膜面的距离，可判断是否浸润肌层、浸润肌层的深度。<1/2是浅肌层浸润，>1/2是深肌层浸润。经阴道超声术前判断内膜癌侵肌深度准确性可达85.5%~97%。

3）内膜癌有无侵及宫颈解读：内膜癌侵及宫颈时，宫颈膨大，宫颈管内可见回声杂乱不均病灶，且与内膜病灶相连成片，病灶处血流信号增多杂乱，血流频谱呈低阻力型，宫颈肌层显示相对清晰。

4）有无双癌征解读：双癌征是内膜癌与原发性卵巢癌、宫颈癌或输卵管癌同时发生。超声除内膜癌病变外，还要注意宫颈、宫旁与附件有无包块，当附件也有囊实性混合型肿块、后穹隆结节及一定量腹水时，术前超声要提示双癌可能性大。

6. 怎样提高妇科超声对子宫内膜癌的检出率

为提高超声检查的敏感性和特异性，对妇科超声检查中可疑子宫内膜癌患者可通过弹丸式注射（俗称"团注"）造影剂行妇科超声造影检查，通过定性和定量分析进一步鉴别宫腔占位的良恶性。

子宫内膜癌组织中有大量复杂的新生血管，阻力低、流速快，与正常内膜和肌层形成明显时相差，大多呈"早增强、高增强"的特点，廓清晚期可显示病灶与肌层的分界，清晰显示肿瘤的侵犯部位及深度，提高术前分期的准确性，有利于子宫内膜癌的精准诊疗，并对早期内膜癌的诊断有重要的临床意义。

7. 妇科超声能明确诊断子宫内膜癌吗

无论经阴道超声还是妇科超声造影都是影像学检查的其中一项手段，都会存在"同影异病，同病异影"的问题，因此，除了分析异常影像所代表的疾病性质外，必须结合患者的其他临床资料（包括患者年龄、性别、症状、体征、现病史、既往史、家族史、实验室检查和其他辅助检查结果等）进行分析，具体的疾病定性还是要靠术后病理结果证实。

（耿京）

十八、怀疑子宫内膜癌，如何才能确诊

1. 什么是确诊子宫内膜癌的"金标准"

前面讲到了子宫内膜癌的辅助检查，如果发生绝经后阴道流血或其他子宫内膜癌的早期症状，可以做妇科 B 超、磁共振成像（MRI）等辅助检查，发现子宫内膜的病变。但这些辅助检查结果只能提示子宫内膜癌可能，并不是确诊子宫内膜癌的"金标准"，想要确诊子宫内膜癌，我们还需要把子宫内膜"取出来"送到病理科，做子宫内膜的活组织检查，即我们常提到的"活检"。

2. 如何确诊子宫内膜发生了癌变

病理科大夫将患者的子宫内膜制作成病理切片并进行染色，观察子宫内膜细胞、组织、结构等各个方面的变化。通常情况下，正常子宫内膜细胞所形成的结构清晰，容易辨认，而发生癌变的子宫内膜细胞生长无序，结构混乱。我们常说病理科大夫都有一双"火眼金睛"，他们负责在成千上万个细胞当中找到结构混乱的子宫内膜组织，"揪出"发生癌变的细胞，通过这种方式，我们便可以确诊子宫内膜癌。

3. 子宫内膜活检的方法有哪些

上述提到，我们需要把子宫内膜从体内"取出来"，才能做进一步的病理检查，那么，怎样才能将子宫内膜组织从人体内"取出来"呢？常用的方法有以下几种。

（1）诊断性刮宫：诊断性刮宫就是我们常说的"诊刮"，是协助确诊子宫内膜癌常用的方法。如果有子宫内膜癌的症状，或者影像学检查考虑子宫内膜癌，就要做诊断性刮宫了。其方法是用一个细长的匙子样的器械，我们称之为刮匙，进入宫腔后按顺序刮取子宫内膜组织，取出不同部位（宫颈，子宫腔前、后、左、右侧壁以及宫底部位等）的子宫内膜单独放置，分别送病理检查，这样不仅可以确定子宫内膜是否有病变，还可以大致确定病变的部位。

（2）宫腔镜检查：宫腔镜像"摄像机"，它的一端是镜头，可以通过阴道伸入到子宫中，另一端连接显示器，可以直接观察到子宫内的情况，判断宫颈和宫腔内是否有癌灶存在，癌灶的部位、大小等情况，是一种在肉眼直视下直接取材的方法。

（3）子宫内膜抽吸活检：子宫内膜抽吸活检用一种很细的套管，将套管放置于宫腔内时，向后抽活塞内芯，从而产生负压，将内膜组织吸入取样装置后送至病理活检，是一种更加微创的方法。

4. 子宫内膜癌是如何演变而来的

正常子宫内膜演变成子宫内膜癌需要一定的过程，所以子宫内膜病变并不是"非黑即白"，在病理诊断上有多种类型，根据子宫内膜病理切片在镜下的变化，病变程度由轻到重可以分为以下几种类型：单纯性增生、复杂性增生、非典型增生和子宫内膜癌，其中，前子宫内膜非典型增生属于癌前病变，子宫内膜癌根据病理特点不同，又分为多种类型，不同类型子宫内膜癌的治疗方法也不尽相同，这些都需要依赖病理检查结果。

因此，将可以癌变的子宫内膜取出后做病理检查是确诊子宫内膜癌的"金标准"。

（李星辰　王建六）

十九、用分段诊刮和宫腔镜诊断
子宫内膜癌有哪些优势与不足

虽然子宫内膜癌好发于围绝经期和绝经后女性，但随着现代化生活方式的改变，其发病年龄有年轻化趋势，据报道有 1%~15% 子宫内膜癌发生在 40 岁之前，这部分患者的生育功能岌岌可危。早期发现子宫内膜癌，不仅能减少患者的死亡率和复发率，改善患者的生存质量，而且对于有生育功能要求的年轻患者，还可能圆她们成为母亲的梦想。

1. 如何诊断子宫内膜癌

子宫内膜癌的主要症状是各种异常阴道流血，还可能有阴道异常排液、下腹隐痛不适等。当女性朋友出现异常阴道流血，尤其是绝经后的阴道流血或围绝经期不规则阴道流血或血性分泌物，应提高警惕；40 以下女性，若有多年多囊卵巢综合征病史或合并肥胖、高血压、高血糖，反复月经紊乱时，均需及时前往医院就医。在疾病早期，许多患者可能没有明显的阳性查体发现，医生会根据患者的症状、妇科检查和辅助检查结果（妇科超声、盆腔磁共振检查等），进行初步诊断。而子宫内膜癌最终确诊依据是子宫内膜的组织病理学检查，也就是通过分段诊刮或者宫腔镜下子宫内膜活检来获得病理学的依据。

2. 什么是分段诊刮术

诊断性刮宫，又称为分段诊刮术，是指利用刮匙分步刮取宫颈管及宫腔内膜及组织，分别做病理学检查，来判断宫颈管及子宫腔病变的性质，是子宫内膜癌传统的诊断方法（图 11）。由于子宫腔的解剖特点，而分段诊刮是盲刮，可能引起取材不全面，遗漏局部病灶，不能明确癌变形态和范围，无法评价宫颈管是否受累等问题。诊刮的漏诊率可高达 10%~15%，对子宫内膜不典型增生（子宫内膜癌的癌前病变）的漏诊率则更高。一项研究表明，传统诊刮中有 60% 刮出子宫内膜组织 <50%，16% 刮出内膜组织 <25%。所以分段诊刮的主要劣势在于漏诊率高。

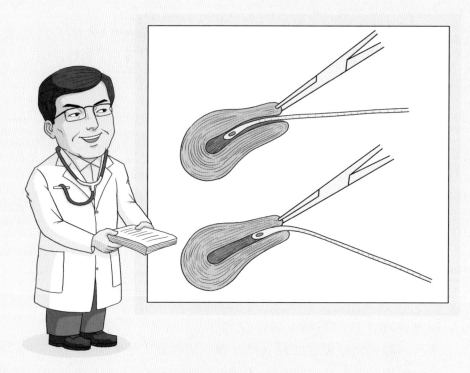

图 11 分段诊刮示意图

3. 宫腔镜在子宫内膜癌的诊治中有哪些作用

随着微创技术的进展，宫腔镜已经越来越被应用于子宫内膜癌的诊断和治疗，如图 12 至图 16。建议在宫腔镜检查时，同时进行直视下诊刮，可以识别不连续的病灶及背景内膜，从而提高子宫内膜癌诊断的准确性。另外，对于有强烈生育要求的早期 G_1 级年轻子宫内膜癌患者，宫腔镜下切除子宫内膜病变，减少肿瘤负荷，是其治疗的重要组成要素。宫腔镜手术尽量切净异常内膜，同时注意保护正常内膜，可增强药物治疗效果，术后辅以高效孕激素 3~6 个月治疗，再次复查宫腔镜，内膜病变逆转者可积极助孕。因此宫腔镜在年轻子宫内膜癌患者保留生育功能的综合诊治过程中，起到重要的治疗和随访作用。

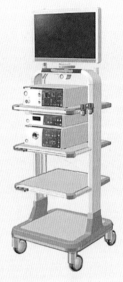

图 12　宫腔镜套车
（包括显示器、摄像系统膨
宫机、电操作系统）

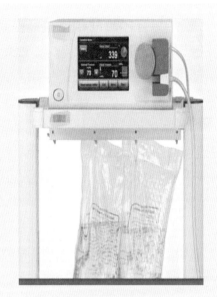

图 13　膨宫机

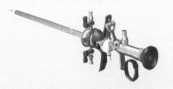

图 14　10mm 电切镜镜头及镜鞘

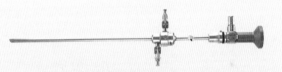

图 15　4mm 30° 检查镜镜头及镜鞘

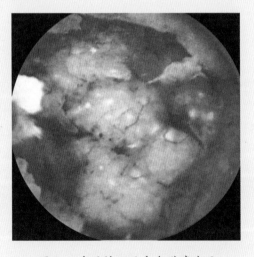

图 16　宫腔镜下子宫内膜癌外观

4. 宫腔镜与分段诊刮相比有哪些优点和不足

宫腔镜检查相对于传统的分段诊刮，漏诊率更低，且对子宫内膜不典型增生的敏感性更高。宫腔镜的优势在于可以直视下探查宫腔，对病变范围、形态作出全面的评估，客观评价宫颈管有无受累，取材全面，不遗漏局灶、特殊部位的病灶，与普通诊刮相比，能够帮助子宫癌症分期。

宫腔镜诊断子宫内膜癌的缺点主要包括费用相对普通分段诊刮更昂贵；而且宫腔镜操作中使用的膨宫液，有逆流入腹腔可能造成肿瘤向附件和盆腔扩散的风险。后者可以通过控制宫腔镜手术操作时的宫腔压力，缩短手术时间等方法尽量减少。

总之与传统诊断性刮宫相比，宫腔镜在诊断子宫内膜癌的敏感度、准确性、对宫颈受累评估与病理符合率等各方面均明显升高，已经成为目前子宫内膜癌诊断的最常用方法。对于可疑子宫内膜癌或子宫内膜不典型增生的患者，有条件者均建议行宫腔镜检查下取材诊断。而年轻有生育要求的早期子宫内膜癌患者，则要尽早进行宫腔镜下子宫腔病灶切除术，术后进行进一步药物治疗。

（祝洪澜）

二十、CT 或磁共振检查对子宫内膜癌诊治有哪些帮助

放射科提供的无创影像学检查已经成为肿瘤患者诊断和分期的重要手段，能够协助临床医生制订个体化治疗方案，并作为治疗后随访的工具。影像学检查能够对子宫内膜癌患者提供的帮助主要包括治疗前的评估以及治疗后的随访。

目前子宫内膜癌的诊断并不依赖于影像学检查，因此来到放射科进行检查的子宫内膜癌患者基本上已经获得了病理诊断。影像学检查的目的是对子宫内膜癌患者进行术前分期，即判断肿瘤侵犯子宫的深度、有无淋巴结转移，以及有无远处转移，进而帮助临床医生对患者治疗方案的制订提供客观的依据。

子宫内膜癌治疗方案是以手术为主的综合治疗，因此，在治疗后对患者手术区域以及全身状态的随访也是影像检查的主要内容。

放射科能够提供的无创检查方法主要包括 CT 和磁共振检查。我们就分别了解一下这两种检查方法的成像原理、各自图像特点以及它们具体能够为子宫内膜癌患者的诊疗提供哪些帮助。

（一）CT 在子宫内膜癌诊疗中的作用

1. CT 成像原理

CT 的全称为计算机断层显像（computed tomography）。人体不同组织器官对 X 线吸收率不同，当 X 线部分吸收后，剩余的 X 线穿透人体并被探测器接收，再经过计算机重组运算后，最终以一层层的横断面的人体图像呈现在屏幕或者胶片上。

2. CT 检查特点

CT 检查非常迅速，数秒钟内就可以完成一次检查并且扫描范围不受限制。同时 CT 图像还可以进行多个方位的重建，因此我们不但可以获得横

断位图像，还可以获得矢状位、冠状位等方位的图像多角度观察。因此尽管 CT 扫描具有潜在的 X 线辐射风险，但是对于子宫内膜癌患者来说，在经过获益风险评估之后，CT 仍是安全快捷的检查方法。

3. CT 图像特点

CT 图像反映的是人体不同组织和器官的密度差异，但非常可惜的是子宫从内膜层、肌层到浆膜各个层次，以及子宫内膜癌肿块本身，其密度差异非常细微，很难通过肉眼观察或者通过测量 CT 值的办法进行分辨（图 17a）。因此 CT 平扫图像其实很难为子宫内膜癌的浸润深度的评估提供依据，因此我们需要向体内引入人工对比剂，以提高组织间的密度差异。

4. CT 对比剂的应用

CT 增强扫描是通过经过外周静脉（一般是肘正中静脉）注射含碘造影剂后，再进行 CT 扫描成像（图 17b）。碘的原子序数很高，因此在 CT 中呈明显的高密度表现。碘造影剂通过外周血管进入体内后，经过全身血液循环到达子宫，此时子宫内膜肿块和肌层的对比度被拉大。相对于明显强化的子宫肌层，子宫内膜癌的强化程度较低，因而在增强图像上子宫内膜癌的肿块是可以得以显示的（图 17b）。但是在判断子宫深浅肌层浸润方面，增强 CT 还是不能胜任。

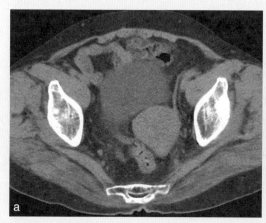 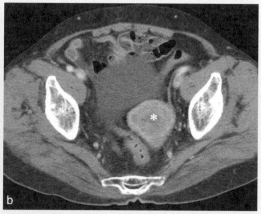

图 17 子宫内膜癌患者盆腔 CT 图像

注：a 为平扫图像，子宫内膜癌肿物显示不清；b 为增强图像，内膜癌肿物（*）位于宫腔，对于子宫肌层呈低密度。

同时，碘对比剂的应用有一系列的禁忌证，例如患者曾经对碘造影剂过敏、肾功能不全、处于甲亢活动期等。因此并不是所有的患者都能够进行增强 CT 的检查。

5. CT 检查对于子宫内膜癌患者有何用处

基于上述分析，增强 CT 对于子宫内膜癌患者的主要用途在于在治疗前了解子宫以外的胸腹器官有无转移。CT 图像能够明确肿块的大致范围，可以进行初步的分期，但并不精确。同时，在治疗后，CT 扫描可以用来进行定期随访。

（二） 磁共振检查在子宫内膜癌诊疗中的作用

1. 磁共振的原理

和 CT 不同，磁共振扫描是利用人体内原子核（氢质子）在强磁场中吸收并释放能量而进行成像的方法。因此，实际上磁共振检查是不具有电离辐射的。

2. 磁共振检查的特点

和 CT 不同的是，磁共振检查速度较慢，子宫内膜癌患者进行一次增强 MR 扫描，可能需要 30 分钟以上的时间。同时，磁共振的扫描范围受到信号接收装置（即线圈）大小的限制，因而每次检查只能进行一定范围的扫描，例如盆腔、上腹部等。在检查过程中，成像所需要的射频脉冲会造成较大的噪声。

患者在进行磁共振检查之前，需要注意磁场安全问题。主要是不能携带铁磁性物体以及"非磁场安全性"起搏器、人工耳蜗等体内植入物（具体需要询问医生）进入扫描间。

3. 磁共振检查对于子宫内膜癌的帮助

相对于 CT，磁共振扫描对于子宫内膜癌患者的术前准确分期具有明显的优势。主要原因在于以下几点：

（1）磁共振软组织分辨率高

所谓软组织分辨率高，可以理解为即使没有进行增强扫描，在某些序列中，子宫内膜、结合带（浅肌层）及深肌层，以及宫颈黏膜、基质层和肌层等，均可得以清晰的分辨。由于肌层侵犯与否及深度是子宫内膜癌分期的关键，因而磁共振检查能够对子宫内膜癌患者进行准确的肿瘤术前分期，甚至可以在平扫序列中实现（图18a、b）。

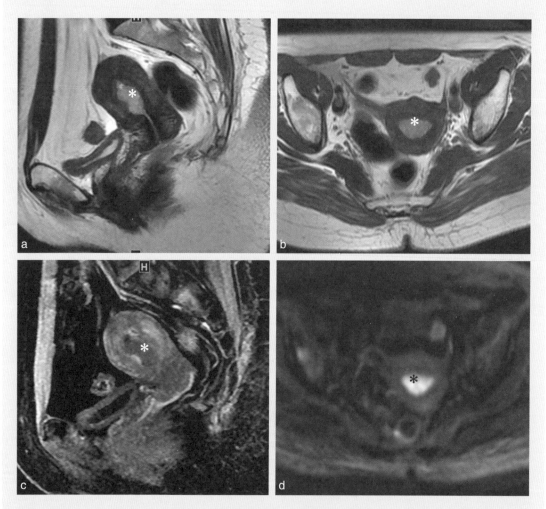

图18　子宫内膜癌患者盆腔MR图像

注：a及b为多个角度观察子宫内肿物（*），在未行增强扫描的情况下，内膜癌肿物、子宫肌层各层次的分界清晰；c为增强扫描后图像，和CT类似，内膜癌肿物呈相对低信号；d为扩散加权成像，肿物呈明显高信号。

（2）增强扫描的应用

尽管磁共振的非增强序列已经能够对大多数的子宫内膜癌患者进行准确的术前分期，但是绝经后的患者子宫会发生不同程度的萎缩，其结合带通常显示不清，而造成分期的不准确。因此，这类患者在进行肿瘤分期时，就需要进行磁共振的增强扫描（使用钆对比剂），使得低强化的肿物和明显强化的肌层得以清晰分辨（图 18c）。

（3）扩散加权成像的应用

磁共振属于多序列、多参数成像的检查方法。除了反映解剖结构的序列，还能够提供一系列功能成像序列。其中一种常用的功能成像序列为"扩散加权成像"。在这个序列的图像中，相对于正常组织，子宫内膜癌通常能够呈现明显高信号（图 18d），因此能够更加敏感地显示原发肿瘤、淋巴结转移等情况。

总的来说，对于子宫内膜癌患者，影像学检查方法的目标并不是提供诊断，其主要目的是进行肿瘤分期。其中肿瘤本身的精确分期，主要依赖磁共振成像。CT 检查对于全身评估，了解有无远处转移具有重要的作用。

（程瑾）

二十一、子宫内膜癌分子分型有什么用

子宫内膜癌患者预后差异较大，多数患者长期无瘤生存，但仍有约 30% 的患者出现术后复发转移，其中也包括部分早期患者。究其原因，可能与患者肿瘤的特征相关。鉴于此，根据患者或肿瘤可能存在的临床和病理特征，将患者进行分型，以期更好地区分不同患者的预后，从而制订进一步的辅助治疗方案，尽可能减少复发，改善患者预后。

1. 子宫内膜癌的 Bokhman 分型

在临床特征上很多子宫内膜癌患者存在肥胖、无排卵等代谢综合征及高雌激素表现，但也有部分患者高龄、体形消瘦，没有高雌激素表现，经临床总结，1983 年 Bokhman 提出了基于子宫内膜癌发生与雌激素关系的 Bokhman 分型。Bokhman 分型将子宫内膜癌分为两型，即雌激素依赖型（Ⅰ型）和非雌激素依赖型（Ⅱ型）。Ⅰ型子宫内膜癌的特征主要包括，患者多为围绝经期女性，临床上多存在肥胖、高血压、糖尿病，部分患者有多囊卵巢综合征等无排卵症状，其发生与长期无拮抗的雌激素作用相关，组织病理类型常为子宫内膜样癌，对孕激素治疗有反应，预后较好；而Ⅱ型子宫内膜癌患者常为高龄女性，常体形消瘦，肿瘤发生与雌激素作用无明显相关，组织病理学类型为浆液性癌和透明细胞癌等，对孕激素治疗无明显反应，恶性程度高，容易出现复发转移，预后差。

2. 子宫内膜癌的组织病理学分型

子宫内膜癌的诊断是根据组织病理学进行的，也就是将宫腔镜或刮宫取得的内膜组织，也可以是子宫切除后的子宫组织，进行福尔马林固定，石蜡包埋，切片染色，根据显微镜下所见，从组织形态和蛋白表达上进行判断和分类。子宫内膜癌可以根据病理组织学的不同进行病理分型，世界卫生组织（WHO）2014 年将子宫内膜癌组织学分类分为：子宫内膜样癌、黏液性癌、浆液性癌、透明细胞癌、神经内分泌肿瘤、混合细胞腺癌、未分化癌和去分化癌等，其中子宫内膜样癌占子宫内膜癌的绝大多数，一般地，这些患者经手术治疗，预后较好。目前临床上子宫内膜癌患者预后评估和辅助治疗方案的制订主要是根据组织病理学分型和肿瘤累及范围的分期及特殊高危因素来进行决策。

3. 子宫内膜癌的分子分型

传统的 Bokhman 分型和 WHO 组织病理学分型对子宫内膜癌患者预后评估和治疗决策具有重要的指导意义，但是，传统分型也存在一定的局限性及不足。例如 Bokhman 子宫内膜癌亚型分类不准确，Ⅰ型和Ⅱ型存在重叠，即便均为Ⅰ型癌预后也不尽相同；同样，在组织病理学上均为子宫内膜样癌，多数患者长期随访无复发，但也有子宫内膜样癌患者术后短期即出现盆腔复发或远处转移，预后差。因此，亟需建立一种不是基于临床表象或组织学表象，而是真正能够反映患者肿瘤根本特性的分型方法，基于患者肿瘤分子特征的分子分型应运而生。2013 年癌症基因组计划（The Cancer Genome Atlas，TCGA）整合了基因组学、转录组学、蛋白组学、基因拷贝数量和甲基化等多组学数据，将子宫内膜癌重新分为 4 类不同的分子亚型：①多聚酶 ε 基因（polymerase epsilon，POLE）超突变型；②微卫星不稳定高突变型；③低拷贝数异常（copy number abnormalities-low，CN-L）型；④高拷贝数异常（copy number abnormalities-high，CN-H）型。这个分子分型可以很好地区分患者的预后：POLE 超突变型患者具有最佳的预后，而 CN-H 型患者预后最差，微卫星不稳定高突变组和 CN-L 组则预后中等。分子分型弥补了传统分型的不足。例如，分子分型将高级别子宫内膜样癌危险进一步分层：有的高级别内膜样癌属于 POLE 超突变型，其预后良好，术后可以仅观察随访；而有的高级别内膜样癌则属于高拷贝数异常型，其预后很差，此类患者则需要进行术后的辅助治疗。

4. 子宫内膜癌分子分型的作用

子宫内膜癌分型的最主要作用是患者预后评估以及治疗方案的确定。例如，高级别内膜样癌常为 POLE 超突变型或高拷贝数异常型，按照既往 Bokhman 分类或组织病理学分类，这部分患者常在术后均加用辅助治疗，而根据分子分型进行分类后，这两类患者术后辅助治疗与否的策略完全不同；同样地，对于部分早期 2 级（G_2）内膜样癌，既往常常不予辅助治疗，嘱患者定期随访，但是其中仍有部分患者出现短期复发，回顾性分析这些患者的分子特征，常为 CN-H 型子宫内膜癌，如在术后进行分子特征检测，明确分子分型，可考虑术后给予辅助治疗，从而改善患者预后。目前针对子宫内膜癌不同分子分型及根据分子特征的进一步亚型分析，从而进行辅助治疗筛选和决策，国内外进行了大量临床研究。欧洲妇科肿瘤联盟指南也将子宫内膜癌患者危险因素分层中加入了POLE 超突变（POLEmut）、错配修复缺陷（MMRd）、无特异分子谱（NSMP）和 *P53* 突变（P53abn）等分子分型因素，从而将既往以病理组织学类型和组织分级、肿瘤分期为主的评估体系进行了较大改进，以期更准确地对肿瘤治疗进行决策。随着越来越多相关研究的积累，分子分型会对子宫内膜癌的治疗决策起到决定性作用。

　　总之，子宫内膜癌诊疗从临床表现治疗和病理学表现决策阶段，发展到肿瘤基因特征阶段，分子分型能够更好地反映患者肿瘤的本质特征，对子宫内膜癌的诊断及手术、放化疗、免疫治疗等，均有重要的意义。

（王志启）

二十二、子宫内膜癌患者
需要做基因检测吗

（一）什么是肿瘤基因检测

　　肿瘤是一种遗传与环境因素共同引起的疾病，基因突变是肿瘤发病过程中最重要的驱动因素之一。基因突变产生的作用可以包括相应基因功能的获得或缺失。在肿瘤中常见的基因突变大致分为两类：一类为原癌基因的突变，其多引起此类基因功能的增强，从而促进肿瘤细胞的增殖；另一类为抑癌基因的突变，此类基因本身具有抑制细胞增殖的作用，突变后该作用缺失，从而导致肿瘤生长不受抑制。基因检测是通过 DNA 测序技术检测肿瘤中的遗传变异，从而指导临床诊断、预后评估与疾病治疗的一种诊断手段。

　　基因检测所需样本为一块约 1cm×1cm×1cm 新鲜肿瘤组织，同时需留取约 5ml 患者外周血用于胚系突变检测（具体的送检样本要求需参照相关公司的技术管理规范）。如患者在手术过程中未留取肿瘤组织标本，亦可用肿瘤石蜡标本切片进行检测，但准确性较新鲜组织稍低。利用组织标本（包括肿瘤组织及血液）提取 DNA 后，通过二代测序技术检测肿瘤细胞 DNA 序列，与参考基因组比对，从而可发现肿瘤中的遗传变异，包括关键基因突变、拷贝数变异、微卫星状态等。

（二）肿瘤基因检测对临床诊治的指导作用

1. 如何根据基因检测报告判断患者的分子分型及预后

　　2013 年美国癌症基因组图谱研究组提出了子宫内膜癌分子分型，根据多组学数据将子宫内膜癌分为预后不同的四类，随后进一步研究通过替代分子特征将 TCGA 分型进行了简化，包括：

　　（1）POLE 超突变型：该组患者以 *POLE* 基因突变为主要特征，同时，在分子检测报告上可见高突变负荷（多大于 10Muts/Mb 或突变负荷位于相应人群中前

25%）特征。此类患者在子宫内膜癌患者中预后最好。

（2）微卫星不稳定高突变型：该类患者预后中等，基因检测报告上可见高度微卫星不稳定（MSI-H）特征，亦多具有高突变负荷特征及DNA错配修复基因（*MLH1*、*MSH2*、*MSH6*、*PSM2*）突变，同时多见*PD-L1*阳性表达，提示患者可能从免疫检验点阻断治疗中获益。

（3）低拷贝数异常型：该类患者预后中等，一般无明确基因特征，近期研究提示具有*CTNNB1*基因突变的患者预后较差，或可用于此部分患者的进一步分层，但仍需进一步研究确证。

（4）高拷贝数异常型：该类患者预后最差，基因检测报告上可见*TP53*基因突变，病理上多为特殊类型（包括浆液性癌，透明细胞癌等），但亦有部分3级子宫内膜样腺癌分子特征上表现为高拷贝数异常型，预后亦较差。

2. 是否有其他分子特征与子宫内膜癌患者预后相关

除以上特征外，目前研究也发现部分其他分子特征与患者预后相关，如雌、孕激素受体（ER、PR）高表达、*MUC16*基因突变、*ARID1A*基因突变多与较好预后相关，而L1CAM过表达、*ERBB2*基因扩增（或其编码蛋白HER2/Neu过表达）、Ki67指数高则与不良预后相关。当然，在阅读基因检测报告时，不可仅根据一项分子特征做出预后判断，需结合患者的临床病理特征、肿瘤组织免疫组织化学特征及基因检测所提供的分子特征进行综合判断。

3. 基因特征如何指导子宫内膜癌靶向治疗

靶向治疗是一种根据患者的肿瘤分子特征，针对肿瘤中的特定分子靶点给药的治疗方式。目前，在子宫内膜癌中可用于治疗的药物靶点仍较有限。根据现有临床试验结果，各类靶向药物用于子宫内膜癌治疗所表现的疗效亦不够满意。下面简要介绍子宫内膜癌中常见与靶向治疗有关的分子特征及相关的靶向药物：

（1）mTOR抑制剂：PI3K/Akt/mTOR通路是子宫内膜癌中最常见突变的信号通路之一。存在该通路基因（如*PIK3CA*、*PIK3R1*）突变或该通路的抑制基因（如*PTEN*基因）突变者可考虑使用mTOR抑制剂，包括依维莫司、坦罗莫司等。有报告的GOG 3007研究结果提示，依维莫司联合来曲唑治疗复发性子宫内膜癌可改善患者无进展生存期。目前仍有此类药物相关临床试验进行，仍需更多研究证据进一步支持其在内膜癌方面的临床应用。

（2）EZH2 抑制剂：2020 年，美国 FDA 批准了全球首个 EZH2 抑制剂——他折司他上市。在子宫内膜癌中，其作用于具有 *ARID1A* 基因突变的肿瘤时可能通过合成致死效应抑制肿瘤增殖，但相关疗效仍需临床试验的进一步评价。

（3）HER2/Neu 抗体：*ERBB2* 基因扩增，或其编码蛋白 HER2/Neu 过表达多出现于子宫内膜浆液性癌中。近期临床研究提示，人源化 HER2/Neu 单克隆抗体曲妥珠单抗联合化疗用于治疗晚期子宫内膜浆液性癌可改善患者无进展生存期。但仍需进一步研究证据支持其在临床治疗中推广。

4. 基因特征如何指导子宫内膜癌免疫治疗

免疫治疗通过调节人体的免疫系统，增强体内肿瘤免疫应答，从而发挥抗肿瘤效应。免疫治疗是一个总体概念，其包括了免疫检验点阻断治疗、嵌合抗原受体 T 细胞（CAR-T）治疗、过继免疫细胞治疗等等。其中，免疫检验点阻断治疗又包括针对不同靶点（如 PD-1，PD-L1，CTLA-4）的药物，目前美国 FDA 批准上市的 PD-1/PD-L1 抑制剂有十余种之多，包括帕姆单抗、纳武单抗、德瓦鲁单抗、特瑞普利单抗，以及国产的信迪力单抗、卡瑞丽珠单抗等。在子宫内膜癌中，PD-1 抑制剂帕姆单抗已被批准用于存在 MSI-H 或存在 DNA 错配修复缺陷病例的二线治疗，已有多项临床研究证据表明其可在一定程度上改善患者预后。基因检测报告上所提示的 DNA 错配修复基因（*MLH1*、*MSH2*、*MSH6*、*PSM2*）突变，微卫星状态及 PD-L1 表达水平等信息可用于指导此类药物的临床应用。

5. 基因特征与子宫内膜癌放化疗相关吗

子宫内膜癌分子特征与患者接受放化疗治疗后预后之间的关系是目前仍在被广泛研究的热点话题。目前，尽管美国 NCCN 指南和欧洲 ESGO 指南已推荐利用分子特征指导患者预后或进行危险分层，但尚未制订针对不同分子特征患者的辅助治疗方案，我国也尚未推出相关指南或共识。根据基于 PORTEC3 队列的回顾性研究，*POLE* 突变型高危子宫内膜癌患者或可仅接受放疗而不必增加辅助化疗，而 *TP53* 突变型高危子宫内膜癌患者放化疗疗效则优于单纯放疗。另外，目前已有基于分子特征指导子宫内膜癌辅助治疗的前瞻性研究开展（如 PORTEC-4a 研究，RAINBO 研究等），其结果值得期待。

　　此外，在基因检测报告中多会同时提供肿瘤化疗药物代谢相关基因（如 *UGT1A1*、*TPMT*、*DPYD*、*CYP2C19* 等）多态性的检测结果，其多与化疗药物副作用有关，可供临床用药参考。

（王志启）

二十三、子宫内膜癌都有哪些治疗方法

子宫内膜癌的治疗是以手术治疗为主，辅以放疗、化疗、激素、免疫及靶向药物等综合治疗。具体的治疗方案应根据肿瘤的病理诊断和组织学类型，患者的年龄、全身状况、有无生育要求、有无手术禁忌证、有无内科合并症等综合评估后来制订。手术治疗是子宫内膜癌的主要治疗手段，有严重内科疾病、年龄大等不适合手术的患者可采用放射治疗和药物治疗。

（一）得了子宫内膜癌是不是都要做手术

1. 绝大多数子宫内膜癌患者都需要手术治疗

在早期的子宫内膜癌手术中，需要切除子宫、双侧输卵管以及双侧卵巢，部分患者还需要切除附着于盆、腹腔血管表面的淋巴结。而对于晚期的子宫内膜癌患者来说，手术除了需要切除上述器官外，还需要尽可能切除其他部位转移的肿瘤病灶。但是一些身体状况不好、全身多处转移等情况的患者，可以考虑先行化疗或放射治疗，再评估决定是否手术治疗。

大部分的子宫内膜癌的病理类型都是子宫内膜样癌，那也有少部分的特殊病理类型的子宫内膜癌，如浆液性癌、透明细胞癌、癌肉瘤等。这些特殊的子宫内膜癌手术范围还需要切除大网膜以及腹膜的多处活检。

2. 子宫内膜癌手术如何选择开腹和微创手术

关于手术治疗的方式，采取传统的开腹手术、腹腔镜手术，甚至现在比较先进的机器人手术，都是可以的。

腹腔镜手术优点在于这是一种微创手术方式，皮肤切口小，手术中出血少，术后恢复快，减轻了患者的心理压力。腹腔镜的缺点就在于腹腔镜手术过程中的视野，一般比较复杂的情况没有办法看到，同时一些心肺功能不好或肥胖的患者，在进行腹腔镜手术时存在较大风险。

传统开腹手术的优点在于手术视野比较开阔，而且在手术中可以通过术者探查的触觉，发现一些潜在的较小转移病灶。而开腹手术相对而言，存在手术切口大、术后疼痛以及恢复较慢的缺点。

不同的手术方式各有利弊，手术方式的选择需要术者在术前对患者的病情、身体状况以及手术情况进行充分评估后决定。

（二）放射治疗是子宫内膜癌重要的辅助治疗

放射治疗已经历了一个世纪的发展，X线和镭被发现之后，很快就分别用于临床治疗恶性肿瘤，直到目前放射治疗仍是恶性肿瘤重要的局部治疗方法。大约70%的癌症患者在治疗癌症的过程中需要用放射治疗，约有40%的癌症可以用放疗根治。除对于不能手术的子宫内膜癌可行根治性放疗，部分接受手术治疗的子宫内膜癌患者，存在中高危因素时需要将放疗作为术后辅助治疗手段。放射治疗主要包括两种形式：体外放疗、近距离放疗。

1. 体外放疗

体外放疗就是单纯从身体外部进行放射治疗。放疗机将高能射线或者放射性粒子距离人体皮肤80~100cm从身体外部，通过CT、MRI等方式来定位放射区域后进行放射治疗。

2. 近距离放疗

近距离放疗是把高强度的微型放射源送入人体腔内或配合手术插入肿瘤组织内，进行近距离照射，从而有效地杀伤肿瘤组织。它可使大量无法手术治疗、体外放疗又难以控制或复发的患者获得再次治疗的机会，并有肯定的疗效。并且正常组织不受到过量照射，以避免发生严重并发症。

3. 放射治疗有哪些不良反应

（1）全身反应：由于肿瘤接受放射治疗后组织的崩解，在治疗后数小时或1~2天内，患者可以出现全身反应，表现为虚弱、乏力、头晕、头痛、厌食，个别有恶心、呕吐等，特别是腹部照射和大面积照射时，反应较重。这时候建议患者在接受放射治疗前少进食，避免出现反射性厌食；放射治疗完后安静休息 30 分钟左右；鼓励在治疗后清淡饮食，多饮水，多参加文娱活动，以转移注意力。

（2）皮肤反应：皮肤对放射性的耐受量主要与放射源、照射面积和部位相关。大面积照射或照射皮肤褶皱时，可出现一定程度的皮肤反应，如红斑、烧灼刺痒感、脱屑等，严重的甚至可以出现水疱、局部破溃等反应。建议患者平时着衣宽松柔软，保持照射范围内的皮肤干燥；清洁照射区域内的皮肤时使用温水和柔软毛巾进行清洗，避免接触酒精、碘酒、肥皂等；在出现皮肤脱屑的时候，不要用手撕剥；出现皮肤反应时，尽快就医，给予对症处理。

（3）放射性黏膜炎：子宫内膜癌患者在接受放射治疗时，可能出现放射性直肠炎、膀胱炎。放射性直肠炎可以表现为腹胀、腹痛、腹泻等，甚至于出现肠黏膜组织溃疡、穿孔等。患者平时需保持大便通畅柔软，注意有无血性黏液便等症状。放射性膀胱炎主要表现为尿频、尿急、血尿等膀胱炎症状，在放疗后期出现膀胱组织纤维化导致膀胱容量缩小。应鼓励患者多饮水，以通过排尿自然冲洗膀胱预防感染。

（三）子宫内膜癌可以采用药物治疗

1. 全身化疗

全身化疗主要应用于晚期或者复发性子宫内膜癌患者，以及部分特殊病理类型的患者。近年来也有研究表明，一些有高危因素的早期子宫内膜癌患者接受放射治疗后，仍然出现远处转移，所以有学者认为这些患者术后应该增加全身化疗。

2. 激素治疗

激素治疗只用于子宫内膜样癌，用于早期子宫内膜癌需要保留生育功能的年轻患者以及晚期、复发性或无法手术的患者。主要是高效孕激素类药物大剂量、长疗程治疗，对肿瘤分化良好、孕激素受体阳性的患者疗效较好，对于远处复发转移患者疗效优于盆腔复发患者。

3. 免疫靶向药物治疗

所谓的分子靶向治疗，是在细胞分子水平上，针对已经明确的致癌位点来设计相应的治疗药物，药物进入体内会特异地选择肿瘤细胞导致肿瘤细胞发生特异性死亡，而不会杀伤正常细胞，故靶向药物又称为"生物导弹"。随着个体化肿瘤治疗和靶向研究的升温，有一些靶向药物已经获批用于子宫内膜癌的Ⅱ期临床试验，但其联合治疗方案仍在评估中。

（四）传统医学对于子宫内膜癌的治疗

中医学认为子宫内膜癌主要是痰浊湿热瘀毒蕴结胞宫，阻塞经脉，损伤冲任，日久成积，暗耗气血，败损脏腑。调理冲任、清热利湿解毒，祛痰化瘀为主要治疗方法。晚期患者多见肾阴虚亏虚，治以育阴滋肾、固冲止血为主。中医从整体观念出发，实施辨证论治，有助于子宫内膜癌患者术后功能的恢复，减少放疗、化疗的不良反应，增强放疗、化疗的效果，提高机体的免疫力，减少并发症的发生，改善癌症相关症状和患者生活质量，对防止肿瘤复发转移及延长生存期起到一定作用。可以配合西医补充与完善子宫内膜癌的治疗。

（邓浩）

二十四、得了子宫内膜癌
一定要切除子宫吗

1. 年轻子宫内膜癌患者的子宫"保卫战"

子宫是孕育生命的器官，切除子宫意味着失去生育力。随着内膜癌的发病年轻化，很多年轻患者还没有生过孩子，在保住子宫的同时治疗肿瘤，是年轻姐妹们的渴望，因此妇产科医师肩负起了子宫"保卫战"的责任。

早期的子宫内膜癌患者，如果符合一定条件，是可以用药物保守治疗的。病理类型为子宫内膜样腺癌，肿瘤分化良好，分期为早期，病灶局限在子宫内膜，通常预后较好。另外，这种病理类型，多数是由长期高雌激素刺激，且没有孕激素对抗作用引起的病变，并且肿瘤的雌激素 / 孕激素受体表达阳性，因此对孕激素药物治疗反应良好。因此年轻、有生育要求的子宫内膜癌患者，在符合适应证的情况下，可以保留子宫，保留生育功能。

一般采用的治疗方式包括：连续性口服孕激素（醋酸甲羟孕酮、醋酸甲地孕酮），或子宫内持续放置含孕激素的节育器（左炔诺孕酮宫内缓释系统，曼月乐），通过对抗雌激素作用，逆转病变的子宫内膜，从而保留子宫。

需注意的是，保留生育功能治疗不是子宫内膜癌的标准治疗方式。保守治疗是为了推迟手术，直到完成生育。保守治疗存在治疗失败、肿瘤进展或复发的风险，因此建议完成生育后再行手术治疗。

2. 放疗、化疗——非手术患者治疗的重要武器

目前子宫内膜癌以手术治疗为主，术后根据病理的危险因素，进行辅助放射治疗、化学治疗等。但是对于不适合手术治疗的患者，放疗及化疗是重要的杀伤武器。

有以下情况的患者，可能无法耐受手术治疗。①高龄；②严重的内科合并症：如心脏病、严重肝肾功能异常、肺功能异常；③使用特殊药物：阿司匹林、布洛芬和其他非甾体抗炎药，会增加围手术期出血风险；④肥胖：会增加伤口感染、深静脉血栓、肺栓塞等的风险。有上述情况的患者，经过术前评估及麻醉评估，

手术及术后并发症风险高，影响术后康复、后续治疗及生活质量，因此可以选择非手术的治疗方式，即放疗及化疗。对于转移性、复发性子宫内膜癌患者，如不适合手术减瘤，其治疗的目的通常是姑息性而非治愈性，也可以选择化疗，或放疗联合化疗。

子宫内膜癌的放疗，包括盆腔外照射放疗、阴道近距离放疗。早期患者放疗可以获得较高的远期生存，方法也较为安全。子宫内膜癌的化疗方案，首选卡铂联合紫杉醇静脉化疗，其副作用小，患者耐受性强。

3. 内分泌治疗——为受体阳性的患者量身打造

对于晚期、复发的子宫内膜癌患者，如果不适合手术减瘤，或者无法耐受化疗的细胞毒性副作用，内分泌治疗可以作为备选治疗方案。内分泌治疗通常耐受良好，不会引起化疗后的细胞毒性副作用。15%~30% 的患者对内分泌治疗有反应。

内分泌治疗具有一定的适应证，有以下特征的患者，预计对内分泌治疗反应更好：①病理类型为分化程度好的子宫内膜样癌，或子宫平滑肌肉瘤、低级别子宫内膜间质肉瘤；②雌孕激素受体表达阳性；③肿瘤体积小或者病灶增长缓慢。

常用内分泌治疗药物，包括抗雌激素药物（如他莫昔芬）、孕激素药物（如醋酸甲地孕酮和醋酸甲羟孕酮）、芳香化酶抑制剂（如来曲唑）、雌激素受体拮抗剂（氟维司群）等。

（王益勤）

二十五、得了子宫内膜癌
一定要切除卵巢吗

1. 得了子宫内膜癌为什么要切除卵巢

子宫内膜癌的基本手术方式需要切除子宫、双侧输卵管和双侧卵巢。因为卵巢具有分泌雌激素功能，而雌激素可刺激子宫内膜癌细胞生长，如果手术保留卵巢将继续释放雌激素，增加术后复发风险；其次，卵巢是子宫内膜癌潜在的转移部位，也可能同时存在原发性卵巢癌。因此，子宫内膜癌的手术需要切除双侧卵巢。

但是大约有 20% 的患者发现子宫内膜癌时还没有绝经，约 5% 的患者发病时年龄在 40 岁以下，甚至没有完成生育计划。对于这些患者来说，切除卵巢意味着提前进入更年期，直接影响生活质量。因此，这些人群是否一定需要切除卵巢，或者说哪些患者在特定条件下可以保留卵巢现在在国内外有了一些研究。

2. 有哪些因素影响保留卵巢

绝经前早期子宫内膜癌患者如果考虑保留卵巢，那么取决于以下因素：①评估卵巢可能肿瘤受累的危险因素；②确定可能受益于卵巢保留的潜在人群；③关注术后随访及管理。子宫内膜癌发生卵巢转移和同时合并卵巢恶性肿瘤有时难以区别，如果怀疑存在这两种情况都不建议保留卵巢。因此，建议在手术前对患者临床体征及影像学检查（比如彩超、CT 或 MRI 等）结果进行全面评估，手术中仔细观察卵巢外观，必要的时候术中可以切除部分卵巢送快速冰冻病理检查，以排除同时存在的卵巢病变。

3. 国外专家对保留卵巢的意见

国外的专业指南或者专家，在对于绝经前子宫内膜癌患者卵巢保留问题上意见大同小异。2018 年国际妇产科协会（FIGO）建议，低级别早期子宫内膜癌的绝经前女性，可考虑保留卵巢。2021 年欧洲妇科肿瘤协会（ESGO）建议：年龄 <45 岁、低级别子宫内膜样癌、肌层浸润深度 <50% 且

无卵巢及其他子宫外病灶的绝经前子宫内膜样腺癌患者，可以考虑保留卵巢。2021 年美国国立综合癌症网络（NCCN）提出，Ⅰ期绝经前子宫内膜样癌患者保留卵巢并未增加肿瘤相关死亡率，因此推荐绝经前卵巢外观正常，无遗传性乳腺癌 - 卵巢癌综合征（HBOC）或遗传性非息肉病性结直肠癌（Lynch 综合征）家族史的子宫内膜样癌患者，可以保留卵巢。但以上指南均建议子宫切除的同时切除双侧输卵管。

4. 国内的专家建议哪些情况下可以保留卵巢

基于国内外的多项研究，我国在 2021 年的早期子宫内膜癌保留卵巢指南中指出以下情况可考虑保留卵巢：

（1）组织学 G_1 级子宫内膜样癌，不存在组织学的其他高危因素（包括肌层浸润≥1/2、LVSI 阳性、淋巴结受累），肿瘤病灶≤2cm。

（2）年龄≤45 岁，有保留卵巢的迫切需求。

（3）无遗传性高风险癌肿瘤家族史（排除遗传性乳腺癌 - 卵巢癌综合征及 Lynch 综合征家族史）。

（4）术中探查卵巢外观无异常，排除卵巢转移。

（5）腹腔冲洗液细胞学阴性。

5. 保留卵巢影响子宫内膜癌治疗吗

子宫内膜癌保留卵巢的担忧在于继发卵巢癌、肿瘤复发及转移。目前国内外多项研究均表明，早期、低级别的子宫内膜样癌患者保留卵巢后继发卵巢癌的风险低（1%~5%），但是建议有卵巢癌高风险的患者不保留卵巢。同时多项研究也显示，在早期、低级别子宫内膜癌患者中，保留卵巢并不增加肿瘤复发风险，对无病生存率并无影响。国内外多项研究结论同样支持早期子宫内膜样癌患者保留卵巢是安全的。

6. 保留卵巢后需要注意什么

（1）建议在子宫切除的同时，切除双侧输卵管。

（2）患者有密切随访的条件，建议术后第 1 年每 6 个月随访 1 次，第 2~5 年每 6~12 个月随访 1 次，5 年后每年随访 1 次。随访内容包括妇科检查与复发相关症状的询问等，辅助检查首选妇科超声、肿瘤标志物等。

（3）具有癌症家族史、卵巢癌高风险（*BRCA* 基因突变、Lynch 综合征等）的患者，同时推荐遗传咨询和 / 或基因检测。

（邓浩）

二十六、得了子宫内膜癌一定要切除淋巴结吗

　　子宫内膜癌在妇科恶性肿瘤中相对发展缓慢，患者多数分期较早，少数分期偏晚、病理类型特殊的患者则会出现病变生长快、侵袭性强、短时间内可能出现转移。子宫内膜癌的转移途径主要有：①直接侵及邻近组织；②淋巴转移；③血行播散。淋巴转移是子宫内膜癌主要的转移途径之一，因此，手术对淋巴结的评估就显得尤为重要。

1. 子宫内膜癌淋巴结转移规律

　　子宫内膜癌患者淋巴结转移主要与肿瘤的分期及组织病理学分级相关。浅肌层浸润、肿瘤分级 G_1 或 G_2 患者的盆腔淋巴结转移率仅为 3%~5%，

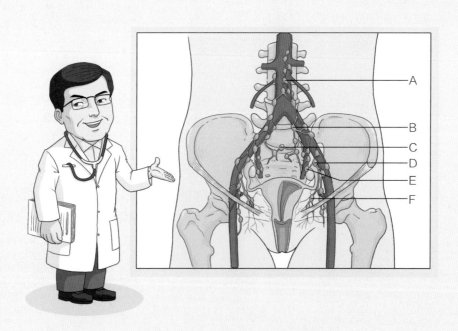

图 19　子宫内膜癌淋巴引流示意图

注：A，腹主动脉旁淋巴结；B，髂总淋巴结；C，骶前淋巴结；D，髂外淋巴结；
E，髂内淋巴结；F，闭孔淋巴结。

腹主动脉旁淋巴结转移率为 1%~4%，有深肌层浸润或肿瘤分级 G_3 患者的盆腔淋巴结转移率可达 9%~34%，腹主动脉旁淋巴结转移率最高达 24%。有研究认为，子宫内膜癌患者淋巴结转移以髂外、闭孔淋巴结为主，病灶局限在宫体者以髂外淋巴结受累为主，病灶侵犯宫颈者多累及闭孔淋巴结。也有研究发现子宫内膜癌患者可单独出现腹主动脉旁淋巴结转移。故子宫内膜癌患者腹膜后淋巴结切除术应重视腹主动脉旁淋巴结切除术。

2. 淋巴结切除的手术方式

（1）前哨淋巴结活检术：是手术范围最小的淋巴结切除术，其目的是检测和切除每侧盆腔的第一站可能发生转移的淋巴结，在示踪剂指示下进行切除，有的放矢。

（2）肿大淋巴结切除术：切除术中肉眼可见及可触及的肿大淋巴结。该方法较为局限，可靠性低，不能全面反映腹膜后淋巴结状况，尤其是发生微转移而未肿大的淋巴结容易漏诊。

（3）淋巴结活检术：选择性淋巴结切除，是对有潜在肿瘤转移的淋巴结及其周围脂肪组织沿血管走向切除，如髂外、髂总及腹主动脉旁区域的淋巴结等。活检术以临床医生的经验为蓝本，准确性不高。

（4）系统淋巴结切除术：包括盆腔及腹主动脉旁淋巴结切除术。盆腔淋巴结切除术是指全面切除双侧髂总、髂外、髂内、闭孔及腹股沟深（髂外血管下段）淋巴结组。腹主动脉旁淋巴结切除术是指全面切除腔静脉周围、主动脉周围及腔静脉与主动脉之间的淋巴结组，包括右侧组、前组、左侧组及骶前 4 组，切除范围上界达肾静脉或者肠系膜下动脉水平，下界达髂总动脉分叉处，目的是切除引流盆腔器官的主要淋巴组织。

系统淋巴结切除术是对子宫内膜癌患者淋巴结评估最全面的方式，而前哨淋巴结切除术是较淋巴结活检术更精确、较系统淋巴结切除术更微创的术式。

3. 子宫内膜癌淋巴结切除的价值

子宫内膜癌肿瘤周围淋巴引流通路上的淋巴结是否被肿瘤侵犯，直接影响了子宫内膜癌的手术病理分期。通过手术明确分期，可以协助确定辅助治疗的选择。切除可能存在的转移病灶，也在一定程度上改善了患者的预后。

分期手术在学界争议颇多。有学者认为，即便患者术前临床分期为Ⅰ期，仍有较高的淋巴结转移率，应对患者行系统淋巴结切除术。但也有学者提出，应根据患者淋巴结转移的危险因素区别对待，个体化治疗。考虑到早期低危患者的淋巴结转移率极低，有学者认为系统淋巴结切除对此类患者的总生存期及无瘤生存期并无改善，反而增加了由扩大的手术范围导致的近期及远期的不良反应，所以应避免行系统淋巴结切除术。而对于存在危险因素的子宫内膜癌患者，有研究认为盆腔联合腹主动脉旁淋巴结切除比仅行盆腔淋巴结切除术提高了患者总的生存率。

4. 淋巴结切除的弊端

盆腔及腹主动脉旁淋巴结切除术有出现术中血管、输尿管、肠管、神经等周围结构损伤的风险，术后有出现淋巴囊肿/淋巴水肿、感染、瘘、肠梗阻、血栓性静脉炎等的风险，严重降低了患者的生活质量，同时切除了正常的淋巴结也给患者带来免疫系统的不良反应。

另外，腹膜后淋巴结切除特别是高位腹主动脉旁淋巴结切除术手术时间、平均输血率甚至术后平均住院日均较无淋巴结切除者高。从卫生经济学效益出发，选择性淋巴结切除术较系统性淋巴结切除术的成本效益更高。

同时，子宫内膜癌患者常合并高血压、糖尿病和肥胖等，其围手术期出现严重并发症的风险较高。因此，如何有效评估盆腔淋巴结状况、采取个体化治疗、避免过于广泛的淋巴清扫、提高患者的生活质量成为临床有待解决的问题。

5. 不行系统淋巴结切除术的适应证

多数研究认为，淋巴结转移低危风险的子宫内膜癌患者可以不必进行淋巴结切除，但如何界定淋巴结转移低危风险的子宫内膜癌患者，目前尚无统一标准。学界应用较多的标准包括梅奥诊所的标准，即病理分级为 G_1 或 G_2、肌层浸润 <1/2 以及肿瘤直径≤2cm。另外，肿瘤无淋巴脉管间隙浸润、子宫内膜样癌、局限于宫体等也是相对公认的淋巴结转移的低危因素，对以上患者，可不行系统淋巴结切除术。

6. 腹主动脉旁淋巴结切除相关问题

关于子宫内膜癌患者是否需要常规进行腹主动脉旁淋巴结切除的文献报道不多，结果差异较大，且无一致的观点。尽管子宫内膜癌孤立性腹主动脉旁淋巴结转移的风险仅为 3%，如不能明确腹主动脉旁淋巴结是否发生转移，将影响术后选择辅助治疗。美国国立综合癌症网络（NCCN）指南中建议，腹主动脉旁淋巴结切除适用于深肌层浸润、病理分级为 G_3 或浆液性癌、透明细胞癌和癌肉瘤患者。对腹主动脉旁淋巴结切除的范围学界目前也并无公认观点，多数学者认为应尽量对有腹主动脉旁淋巴结切除术指征的患者行肾血管水平的淋巴结切除术，但手术仍需根据患者手术耐受性及术者的手术技巧个体化处理。

（梁斯晨）

二十七、什么是子宫内膜癌前哨淋巴结

　　前面提到，子宫内膜癌转移途径以直接浸润和淋巴转移为主。淋巴转移沿着特定规律，癌灶局部浸润后侵入淋巴管形成瘤栓，随淋巴液引流进入局部淋巴结，在淋巴管内扩散。淋巴结转移影响子宫内膜癌患者的分期、预后及生存期，因此，充分评价盆腔以及腹主动脉旁淋巴结的转移情况十分必要。但子宫内膜癌患者中超过 70% 的患者处于疾病早期，不伴淋巴结转移，系统的淋巴结切除术使患者术中血管、输尿管、肠管、神经等周围结构损伤的风险增加，术后有出现淋巴囊肿/淋巴水肿、感染、瘘、肠梗阻、血栓性静脉炎等风险，严重影响患者的生活质量，也降低了卫生经济学效益。如何有效评估腹膜后淋巴结状况，进行个体化治疗，避免过度切除淋巴结，提高患者的生活质量成为临床有待解决的问题。近十余年来，前哨淋巴结示踪在子宫内膜癌中应用越来越多，使如何安全、可行避免淋巴结切除术成为可能。

（一）前哨淋巴结的概念

　　前哨淋巴结（sentinel lymph node，SLN）最早是在 1960 年发表的一篇关于腮腺癌的论文中被提出，1977 年有学者在对阴茎癌的治疗中解释了前哨淋巴结的概念，即解剖学区域或原发肿瘤淋巴引流最先累及的一个或一组淋巴结。SLN如同肿瘤转移路途上的头排哨兵，它的转移状况应代表整个淋巴引流区，如果SLN 没有肿瘤侵犯，整个淋巴引流区的非前哨淋巴结就应为阴性。随着 SLN 在乳腺癌、外阴癌及黑色素瘤等浅表肿瘤研究取得进展，子宫内膜癌 SLN 的研究亦逐渐展开。

（二）前哨淋巴结的识别方法

常用的 SLN 示踪方法有：生物活性染料示踪法，放射性胶体示踪法和荧光示踪法。

1. 生物活性染料示踪法

常用的生物染料主要有蓝染剂如异硫蓝（isosulfan blue）、专利蓝（patent blue）、亚甲蓝（methylene blue）和纳米碳（nanocarbon）等。

蓝染剂通常于术前 5~15 分钟注射，染料可沿淋巴管分布至淋巴结并滞留约 60 分钟。该方法的优点是费用低廉、简单易行，缺点是盲目性大，检出率低，并且和手术医师的操作方法、水平和经验等因素密切相关。

相比于亚甲蓝，纳米碳具有不进入血循环、淋巴组织中停留时间长、不易引起周围大量组织染色的优点，因此有助于辨认和完整切除 SLN。

2. 放射性胶体示踪法

放射性标记胶体锝 -99（^{99}Tc）核素成像和 / 或术中伽马计数器检测联合也可用于子宫内膜癌的 SLN 识别与切除。核素具有穿透组织的能力，可以有效提高深部 SLN 的检出。但术前需要依赖核医学设备成像，操作过程复杂，有放射性污染，需要特殊的防护，使其临床应用受到限制。

3. 荧光示踪检测法

近年来实时荧光显像技术应用于 SLN 检测，利用其可视性降低手术操作难度，提高成功率。吲哚菁绿（ICG）是一种水溶性三羰花青染料，可在近红外光范围内发出荧光信号，主要应用于腹腔镜手术和机器人手术。ICG 的荧光信号可穿透组织，对于深部的 SLN 定位准确，在肥胖患者中有显著优势。ICG 是 NCCN 指南推荐用于子宫内膜癌 SLN 活检的示踪剂，目前在国外广泛应用，其检出率在各种示踪剂中较高，总体检出率可达到 90% 以上。

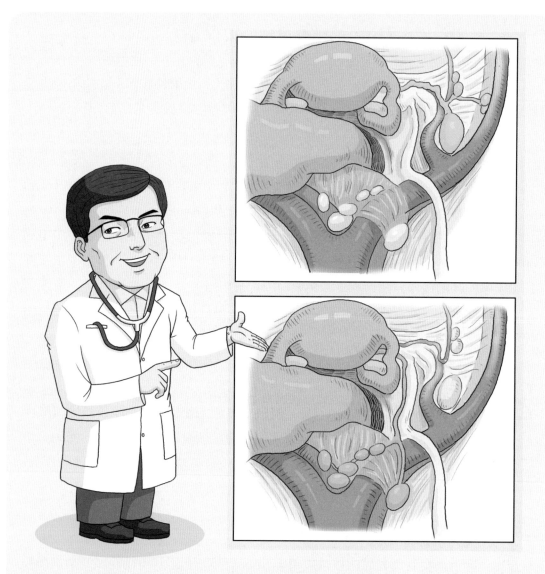

图 20　子宫内膜癌常见 SLN 引流途径

（三）示踪剂的注射方法

　　子宫内膜癌 SLN 示踪剂注射部位包括子宫体（子宫底浆膜下、子宫深肌层和宫腔内肿瘤周围）和宫颈。NCCN 指南推荐宫颈部位注射，因其具有操作简便、可重复性高、SLN 检出率高等优势。目前广泛使用的宫颈注射法如下：宫颈二象限或四象限先浅注射（深度 0.1~0.3cm）后深注射（深度 1~2cm），应用直径小的针头或脊髓穿刺针，将示踪剂缓慢注射到宫颈内（图 21）。

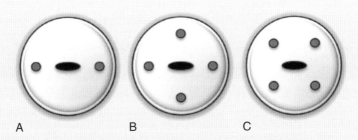

图 21　子宫内膜癌前哨淋巴结示踪剂注射部位
注：A 两点注射法（3，9 点），B 四点注射法（3，6，9，12 点），C 四点
注射法（2，4，8，10 点）。

（四）前哨淋巴结活检的适应证及流程

根据国外文献及 NCCN 指南，子宫内膜癌 SLN 监测适用于术前评估病灶局
限于子宫体的子宫内膜癌患者。示踪流程如下：①切除所有显影淋巴结；②切
除任何肿大、可疑转移的淋巴结（无论是否显影）；③一侧盆腔没有显影淋巴结
时，需系统切除该侧盆腔淋巴结；④根据术者判断酌情行腹主动脉旁淋巴结切
除术。

（五）子宫内膜癌 SLN 准确性评价

SLN 的评价标准主要有：SLN 总体检出率、灵敏度和阴性预测值。

1. SLN 总体检出率
术中成功检出 SLN 的病例数占研究总病例数的比例。

2. 灵敏度
腹膜后淋巴结有转移的病例中，SLN 有转移的病例所占的百分比。

3. 阴性预测值
SLN 无转移的病例中，无腹膜后淋巴结转移的病例所占的比例。
大量研究报道子宫内膜癌 SLN 切除总检出率为 60%~100%，阴性预测值约 99%。国内 ICG 和纳米碳联合示踪可达到 95% 的总检出率。影响 SLN 检出率的因素主要包括不同的示踪剂、患者的临床病理特征、术者及手术方式等。该项技术可以稳定在各医院开展，高检出率和阴性预测值显示了以前哨淋巴结活检术（SLNB）取代传统的系统淋巴结切除手术的可行性。

（六）子宫内膜癌前哨淋巴结示踪临床价值

1. 减少不必要的系统性淋巴结切除术

SLN 的高检出率与高阴性预测值可能在未来使更多早期子宫内膜癌患者避免系统淋巴结切除术，从而减少大范围手术带来的严重降低生活质量的并发症。我国 2020 年关于子宫内膜癌 SLN 应用的专家共识中也指出，早期低危子宫内膜癌 SLNB 具有微创和较好的肿瘤安全性，可以代替系统性淋巴结切除术，建议推广应用。

2. 有利于提高微转移的检出率

学界普遍认为，临床转移由微转移发展而来。在乳腺癌、肺癌、胃肠道癌、肝癌、胰腺癌、食管癌等实体瘤的研究中，人们已发现，微转移的阳性检出率与患者的预后有密切关系。子宫内膜癌的几项研究发现，微转移患者生存期较无转移患者显著下降，是子宫内膜癌的独立危险因素，孤立肿瘤细胞转移对无复发生存期和总生存期无明显影响。早期发现微转移可能有助于更有效地治疗子宫内膜癌。如果对所有行系统性切除的盆腔淋巴结均行连续切片超分期检查，费时费力，成本高昂，难以应用于临床。但选择少数有代表性的 SLN 行连续切片超分期检查及免疫组化法检测，能提高淋巴结微转移的检出率和检测效率，更准确地判断患者预后并指导治疗。

3. 有利于发现非经典引流途径的淋巴结转移

研究发现，大多数子宫内膜癌的 SLN 位于髂内、髂外及闭孔区，但有少数患者 SLN 位于腹主动脉旁、骶前、腹股沟等非常规淋巴清扫区域。SLN 检测可能发现隐匿的淋巴结转移，从而避免了这些可能的漏诊，有利于指导辅助治疗和改善患者预后。

4. 指导对辅助治疗的选择

如果发生淋巴结转移，子宫内膜癌患者手术后均需行辅助性放化疗。在治疗效果相当的前提下，仅行根治性放化疗的损伤和并发症小于根治性手术 + 辅助性放化疗。由于 SLN 的阳性预测值几乎为 100%，SLN 有转移的患者，可考虑在切除可疑的淋巴结后不切除子宫，而行根治性放化疗，可减少患者并发症的发生率，提高生活质量。

（七）前哨淋巴结的前景与展望

随着 SLN 在子宫内膜癌患者中的应用和临床经验的积累，未来越来越多的患者将从改良的手术治疗方式中获益，在保证生存期的前提下减小创伤，降低并发症。

未来 SLN 用于子宫内膜癌的发展方向可能有几个方面：

（1）进一步明确 SLN 活检术的适应证，使特定的患者避免不必要的系统淋巴结清扫及损伤。

（2）提高妇科肿瘤医生对子宫内膜癌 SLN 示踪技术的认知及推广，积累经验，缩短学习曲线，使 SLN 检出率及阴性预测值稳定于单个医学中心，使 SLN 示踪安全有效在多个医学中心推广。

（3）提高 SLN 术中病理诊断转移及微转移的技术，及时发现盆腔淋巴结转移的患者，使其避免根治性手术而选择直接行放化疗，减少根治性手术造成的并发症。

（4）将 SLN 示踪剂改进为肿瘤靶向示踪剂，提高术中 SLN 显影效率，并且对诊断是否转移提供新思路。

（梁斯晨）

二十八、得了子宫内膜癌还能生孩子吗

1. 子宫内膜癌也会"造访"年轻女性

子宫内膜癌主要发生在绝经后女性，诊断的平均年龄为 62 岁，但是许多年轻女性也有这种疾病。随着生活水平的提高、生活方式的改变，肥胖、糖尿病、胰岛素抵抗、多囊卵巢等代谢相关疾病发病率升高，年轻子宫内膜癌患者占比不断增加，约 25% 的子宫内膜癌发生在绝经前女性。由于女性生育年龄的推迟，临床上越来越多的患者要求保留生育功能，半数以上的绝经前患者还没有完成生育。而常规手术治疗，包括子宫切除，将会使患者彻底失去生育能力。因此对于年轻、未生育的子宫内膜癌患者，采取保留子宫，即保留生育功能的方式，成为一种重要的治疗策略。

2. 子宫内膜癌患者不切子宫安全吗

绝经前子宫内膜癌患者预后相对较好。在长期没有孕激素对抗的高雌激素状态下，内膜发生癌变，其病理类型多为子宫内膜样腺癌，通常病理分化良好。另外，早期患者的肿瘤局限于子宫局部，较少发生向子宫深肌层、淋巴结及远处器官的转移。由于预后较好，疾病进展缓慢，因而这类患者可以采取更为保守的治疗方式。

口服大剂量孕激素或宫内孕激素的使用，是保留生育功能的主要治疗方式。由于高分化子宫内膜样腺癌，多数为雌孕激素受体高表达，孕激素通过拮抗雌激素受体并作用于子宫内膜，促内膜细胞分化、凋亡，抑制肿瘤细胞生长。因此肿瘤对孕激素药物治疗反应较好，可以使用孕激素逆转癌变的子宫内膜。

自 1961 年首次有研究报道以孕激素治疗子宫内膜癌，此后不断有研究证明了其治疗早期内膜癌的安全性和可行性。目前孕激素进行保留生育功能治疗的完全缓解率约 80%，大部分患者可以获得肿瘤的逆转。此外，研究表明，最初选择激素治疗的患者与手术患者的生存率并无显著差异。

肿瘤治疗完全缓解后，由于肿瘤有较高的复发率，以及潜在致病病因的持续存在，建议患者积极备孕。而妊娠后孕激素的持续分泌又对内膜具有保护作用。

目前临床妊娠率 30%~50%，虽然尚不令人满意，但是辅助生殖技术的使用，有望提高患者的妊娠获益。

因此，年轻内膜癌患者，符合一定条件时，保留生育功能的治疗是安全可行的，患者能够获得肿瘤缓解，进而有机会实现生育。

3. 保留生育功能治疗——风险与机遇并存

接受保留生育功能治疗的患者，要警惕是否存在未检出的肿瘤分期更晚的情况。手术切除子宫的患者分期依据病理诊断，而行保守治疗的患者分期为临床分期，依据影像学、子宫内膜病理活检的结果做出诊断。虽然磁共振成像对于病灶是否侵犯子宫肌层的诊断准确性较高，但是影像学检查的结果也会受到分辨率、病灶部位及大小、刮宫操作等影响。另外，年轻内膜癌患者发生同时性卵巢癌的风险升高，如果影像学怀疑卵巢肿物，必要时可以腹腔镜探查以明确。另外，子宫内膜活检病理与子宫切除术后的病理，也存在两者不一致，或分级升高的可能性。

另外需要关注的是肿瘤的治疗效果如何。约 30% 的患者存在孕激素耐药的情况，如果病理提示疗效不佳，可能需要更换治疗方案，如果疾病出现进展，如肿瘤分级升高、病灶侵犯肌层、有子宫外受累等情况，需要及时终止保留生育功能治疗，行手术分期。再者，治疗完全缓解后的患者，仍然有约 30% 的复发风险，有些患者在妊娠前就发现肿瘤复发了，因此尽快妊娠，以及采取孕激素维持治疗的方式可以降低复发率，完成妊娠后也需要坚持长期随访。最后，治疗也是存在一定的副作用的。大剂量孕激素有引起水钠潴留的作用，患者较常出现体重增加、水肿，有的还会引起肝肾功能异常、血栓风险增加，对于副作用不能耐受的患者可以考虑选用宫腔局部使用孕激素的方式，即曼月乐，可以有效避免口服药物的全身不良反应。

基于以上考虑，在进行保留生育功能治疗前，需要与患者充分沟通知情，妇科肿瘤、病理科、影像科等多学科评估存在的风险，在治疗过程中严密监测疗效及副作用，从而保障患者的生命安全。

（王益勤）

二十九、如果子宫内膜癌患者还有机会生孩子，都有哪些要求

1. **严格的适应证把控，是成功的前提**

所有有生育要求的子宫内膜癌患者，需经过严格的适应证评估，才能进入下一步治疗。子宫内膜癌患者需符合下列所有条件才能保留生育功能：①病理类型为高分化子宫内膜样腺癌，也就是说预后比较好的类型；②磁共振检查或经阴道超声检查等，提示病灶局限于子宫内膜，也就是非常早期患者；③无药物治疗或妊娠禁忌证；④患者及家属有强烈愿望保留生育功能，并经充分知情同意。

需要说明的几点是，高危患者不适合保留生育功能治疗，如低分化子宫内膜样腺癌，特殊病理类型如子宫浆液性癌、子宫透明细胞癌、子宫癌肉瘤和子宫平滑肌肉瘤等，这类肿瘤预后相对较差，不主张保留生育功能。国内指南及专家共识还推荐，保留生育功能的患者年龄应≤40岁，因为随着年龄的升高，一方面治疗失败和肿瘤进展风险增高，另一方面卵巢储备功能下降，妊娠成功的机会也会下降。另外，准确的病理学诊断对于治疗和预后有重要意义，建议由两位病理科专家做出诊断，病理的获得推荐宫腔镜直视下子宫内膜病灶活检，其相较于刮宫术能提高诊断的准确性。

2. **全面详细的治疗前评估，奠定治疗基础**

患者在进行保留生育功能治疗之前，需要经过全面的病情评估，包括确定临床分期分级，遗传学咨询，生殖功能评估和内科合并症评估。具体如下：

（1）子宫内膜取样：对确定子宫内膜癌的组织学类型和分级十分重要。宫腔镜下刮宫术，可以全面观察宫腔及宫颈形态，有针对性及充分取样，减少对局灶性病变的漏诊。相较于诊断性刮宫，能够提高病理诊断的准确性。宫腔镜下病灶切除，还能够降低肿瘤负荷，提高内膜对后续孕激素治疗的反应。

（2）盆腔影像学检查：推荐行盆腔增强磁共振成像（MRI），以评估子宫肌层

浸润情况。临床中，MRI 是用于检测子宫肌层浸润和宫颈浸润的有效方法。另外，MRI 对于卵巢有无病变、淋巴结有无受累，也有较好的提示作用。在 MRI 检查无法获得的情况下，有经验的妇科超声医师，也可以通过经阴道超声，来协助判断子宫肌层的受累情况。

（3）遗传学咨询：对于年轻内膜癌患者，采集家族史尤为重要，包括有无子宫内膜癌、结直肠癌、卵巢癌、胃癌等肿瘤家族史。Lynch 综合征相关子宫内膜癌的发病年龄较早，约 18% 的患者在 40 岁前诊断。这是一种常染色体显性遗传病，Lynch 综合征女性发生结直肠癌、子宫内膜癌、卵巢癌的风险增加。如果患者存在相关家族史，需转诊遗传学专家，行基因检测。

（4）生殖功能评估：评估有无生育功能障碍，测量卵巢储备功能等。由于内膜癌患者常常合并不孕的因素，如多囊卵巢综合征、肥胖、胰岛素抵抗等，治疗前应该进行生殖咨询。对于无妊娠障碍的患者，待肿瘤治疗缓解后可以期待自然妊娠。存在排卵障碍的患者，可行促排卵或辅助生殖技术（ART）助孕。针对合并肥胖症、多囊卵巢综合征、无排卵、卵巢储备功能下降等的患者，由于此类患者自然妊娠较为困难，建议尽早采用 ART 助孕治疗。

（5）合并症评估：由于子宫内膜癌是代谢相关性疾病，内科合并症既是肿瘤发生的潜在病因，也会影响保留生育功能治疗的疗效。因此需要评估有无糖尿病、肥胖症，以及糖脂代谢紊乱异常引起的疾病。对肥胖患者进行体重管理、营养建议；对于合并糖尿病或胰岛素抵抗的患者，进行相应的内科药物治疗，并且可以在保留生育治疗的同时联合使用二甲双胍，有助于提高疗效。

3. 规范严密的随访监测，保障安全和疗效

所有保守治疗的患者，应该重视治疗中的评估与监测，根据病情的变化，及时调整治疗策略，保障生命安全。

患者治疗期间，每 3 个月为一治疗周期，进行随诊一次，随诊内容包括：

（1）经阴道彩超或盆腔磁共振检查，评估子宫内膜厚度、病灶大小变化、盆腔脏器情况。

（2）进行宫腔镜下子宫内膜取材，评估病变逆转情况。病理学的疗效判定分为完全缓解、部分缓解、疾病稳定和疾病进展。

（3）不良反应评估：包括有无体重增加、阴道流血、恶心呕吐、肝肾功能异常、血栓栓塞性疾病等。

一般孕激素治疗的起效时间为3个月，内膜癌逆转的时间为6个月左右。如果治疗后肿瘤完全缓解，建议尽快妊娠，由生殖专家接手。如果治疗期间，发现疗效欠佳，妇科医生会根据患者的具体情况，再次评估风险，调整用药方案，比如加大孕激素用量，或联合用药，或改变用药途径。如果治疗期间，发现内膜病变对用药持续无反应，或病理及影像学检查发现疾病较前进展，需及时终止保留生育功能治疗，进行手术治疗。

由于子宫内膜癌保留生育功能治疗后，具有较高的复发率，多数疾病复发在2年内出现，因此治疗后的定期随访仍然很重要。建议患者维持规律的月经周期，每3~6个月进行经阴道超声检查随诊，如有不规则阴道流血、超声提示内膜异常，需进行子宫内膜病理检查。

（王益勤）

三十、子宫内膜癌患者保留生育功能都有哪些治疗方法

符合上一问题所述要求的子宫内膜癌患者，可经专家评估后制订个体化方案接受保留生育功能治疗，主要的治疗方法有宫腔镜切除病灶、口服孕激素、宫内置入曼月乐、GnRHa 皮下注射等，此外近年来研究提示口服二甲双胍等辅助药物可一定程度上提高疗效。

1. 宫腔镜——诊断、评估、治疗，三位一体

宫腔镜，顾名思义即为可以直接观察宫腔内部的内镜技术，一般利用细长型镜头的前部探入宫腔观察，镜头具有放大镜的效果，能够清晰地观察到宫腔内的各种改变，直观、准确地判断病灶的大小、范围，并在直视下采集组织送病理活检从而达到诊断子宫内膜癌和评估治疗效果的目的。此外，宫腔镜还可以通过电切的方式去除宫腔内局部病灶，减小肿瘤负荷，联合药物治疗可增加保留生育功能治疗的有效率。

接受保留生育功能治疗的患者往往通过宫腔镜检查确诊，开始治疗后需每3个月宫腔镜手术复查，术中取材送病理检查评估病变缓解情况，如术中发现病灶可局部切除。因此，诊断、评估、治疗三位一体的宫腔镜检查是子宫内膜癌患者保留生育功能治疗中不可或缺的一环。

2. 口服孕激素——保留生育功能治疗的"主力军"

孕激素可以对抗雌激素刺激内膜增生的作用，大量研究表明其具有逆转早期子宫内膜癌病灶的效果。孕激素是一类药物，种类繁多，主要分为天然孕激素及其衍生物和人工合成孕激素两大类，前者包括经常作为保胎药的黄体酮和地屈孕酮，后者常见的有甲羟孕酮、甲地孕酮、屈螺酮、炔诺酮等，避孕药物中经常可以见到此类药物成分。

人工合成孕激素相比于天然孕激素类药物效价更高，子宫内膜癌保留生育功能治疗需要高效、大剂量、长疗程口服孕激素，因此对于初治患者我们常将醋酸

甲羟孕酮（MPA）或醋酸甲地孕酮（MA）——两种人工合成高效孕激素作为首选药物。患者往往需持续口服足够的剂量以达到逆转癌灶的目的，MPA 需每天口服250~500mg，MA 需每天口服 160~320mg。

初治患者连续两次评估考虑病变完全缓解后可以考虑停用上述大剂量高效孕激素治疗，但为减少复发风险仍需要口服药物作为维持治疗。维持治疗所需剂量相对小且应尽量减少药物副作用，为患者后续妊娠做准备，因此在临床实践中我们常选用黄体酮、地屈孕酮此类天然孕激素类药物用于病变缓解后的维持治疗。

综上，孕激素类药物种类多样，临床应用涵盖了早期子宫内膜癌保留生育功能治疗的各个阶段，可以说是此类患者对抗疾病的"主力军"。

3. 曼月乐——谁说孕激素只能口服

曼月乐是一种"T"字形节育环，又称为左炔诺孕酮宫内缓释系统，可以在宫腔内持久缓慢地释放左炔诺孕酮——另一种效价较高的孕激素类药物。在宫内释放的左炔诺孕酮局部作用于内膜病变并使之逆转，不似口服孕激素类药物需进入血液后方能作用于病灶，因此宫内置入曼月乐这一治疗方法全身副作用相对较小也避免了长期口服药物的漏服可能。此外，曼月乐的寿命长达 5 年，既可作为初治手段，也可以用于病变缓解后暂无生育计划患者的维持治疗。

4. 皮下注射 GnRHa——所谓的"打针"治疗

GnRHa 即促性腺激素释放激素类似物，可以阻断下丘脑 - 垂体 - 性腺激素分泌轴，使卵巢的激素分泌降低至绝经后水平，俗称"假绝经"疗法。GnRHa 多用于治疗雌激素相关性疾病，如子宫肌瘤、子宫腺肌病等，Ⅰ型子宫内膜癌属于雌激素依赖型子宫内膜癌，使用 GnRHa 后患者体内雌激素水平下降，子宫内膜癌灶缺乏激素支持从而萎缩、减小，但同时因为激素水平骤然降至绝经水平，患者往往会出现一些更年期症状如潮热出汗、骨质疏松等。

GnRHa 多为皮下注射给药，也即我们常说的"打针"治疗，多用于孕激素治疗效果欠佳的难治病例，一般每 4 周注射一次。此类药物需经过专家评估后使用，可使用 3~6 个疗程甚至更长时间，停药后患者性激素水平及排卵可恢复至用药前状态。

5. 二甲双胍——可联合服用的降糖药

很多子宫内膜癌患者合并糖尿病、多囊卵巢综合征，此类患者往往处于胰岛素抵抗状态，研究表明胰岛素抵抗与子宫内膜癌的发生发展有密不可分的联系，而二甲双胍作为最普遍使用降糖药的主要效果就是改善胰岛素抵抗。国内外研究已提示部分早期子宫内膜癌保留生育功能治疗患者联合服用二甲双胍能一定程度上提高孕激素的治疗效果，使病变更快达到缓解状态。

总的来讲，保留生育功能治疗一般以宫腔镜检查＋孕激素治疗（口服或宫内置入曼月乐）为基础，视患者具体情况可联用 GnRHa 或二甲双胍等辅助药物。治疗过程中患者需按专家指导用药，每 3 个月进行评估，连续两次评估达病变完全缓解后可考虑停药。停药后建议尽快妊娠，如自然妊娠困难应尽快就诊生殖医学科试行辅助生殖，短期内无生育要求或无法妊娠者需维持治疗以减少复发。

（贺淼　王建六）

三十一、子宫内膜癌患者保留生育功能治疗效果如何，有何风险

大部分早期子宫内膜癌患者会担心：选择保留生育功能治疗会真的有效吗，会不会在治疗过程中发生疾病恶化，会不会治疗无效最后还是要切除子宫？在保留生育功能治疗中会出现些什么情况，有些什么风险？等等问题一直困扰着患者，使得部分患者产生精神焦虑。那么接下来解答大家的疑虑。

（一）子宫内膜癌患者保留生育功能治疗效果如何

自 1961 年全球首次报道孕激素行子宫内膜癌保留生育功能治疗成功以来，60年此项经典的治疗方式从未被颠覆一直沿用至今。在国内外最常用的治疗方式是口服孕激素，最常选择的是醋酸甲羟孕酮或者醋酸甲地孕酮。目前国内外的文献报道，子宫内膜癌保留生育功能治疗后的完全缓解率为 58.5%~100%，完全缓解后的活产率 20%~40%，且患者 5 年生存率高达 93.2%，可见保留生育功能治疗的疗效是肯定的。所以，患者只需要耐心地配合医生的治疗，相信大部分患者能获得良好的结果。

（二）子宫内膜癌患者保留生育功能治疗有何风险

1. 疾病本身的风险是什么

在整个保留生育功能治疗过程中，可能会出现药物不敏感而导致的治疗时间延长甚或是疾病进展、耐药的发生而导致疗效欠佳、完全缓解后复发等风险。

（1）复发

复发指患者在首次保留生育功能治疗成功后（完成生育或未完成生育），在随

访期内宫腔镜下子宫内膜活检发现子宫内膜非典型增生或子宫内膜癌的病理特征再次出现。子宫内膜癌保留生育功能治疗后的复发率为20%~40%，大部分发生在保留生育功能治疗成功后的1~2年里。因为子宫内膜非典型增生较子宫内膜癌的病情程度轻，子宫内膜非典型增生保留生育功能治疗达到完全缓解所需时间较子宫内膜癌所需时间短，子宫内膜非典型增生患者的复发率较子宫内膜癌低。

复发了怎么办呢？在肿瘤医生的综合评估下，部分复发的患者可以选择再次保留生育功能治疗，而小部分患者须终止保留生育功能治疗而选择手术治疗。

（2）肿瘤未控

大部分患者对孕激素治疗敏感则疗效较好，而小部分患者对孕激素不敏感或耐药可导致治疗的疗效差。对孕激素不敏感的患者可能会发展成肿瘤未控，即肿瘤部分消退、病变持续无变化或肿瘤恶化，可能会发生肿瘤侵犯到深肌层、盆腔转移或远处转移等。所以肿瘤医生一旦发现肿瘤的恶化，便会及时行手术让患者的危险降到最低。

2. 保留生育功能治疗药物有何风险

孕激素种类很多，包括天然孕激素和人工合成孕激素。小剂量孕激素最常用来调节月经周期、治疗功血、避孕等，而大剂量的孕激素主要是治疗子宫内膜癌。长期口服孕激素可能会出现体重增加、阴道点滴出血、恶心、睡眠障碍、情绪及性欲变化等，一般可不予处理。但出现血栓及阴道大量出血须及时就医，根据病变位置和程度评估是否需要紧急治疗及治疗方式。因该药主要经肝脏代谢，少数患者可能会出现肝功损害的情况。如果患者同时合并肥胖、胰岛素抵抗等代谢综合征，可能会对治疗疗效产生负影响。

（三）如何降低子宫内膜癌保留生育功能的风险

1. 规范的治疗不可缺

如果进行不规范的保留生育功能治疗不仅导致疗效欠佳，加速病情发展，还会增加复发风险。所以安全的子宫内膜癌保留生育功能治疗需要一个强大的多科联合的综合性团队开展，它是一个以妇科肿瘤医生为主导，妇科肿瘤方向的病理科专科医生、超声科专科医生、影像科专科医生，生殖科、产科、中医科、营养科、心理科医生为辅助协作的团队。由于各级单位的诊疗水平参差不齐，可能部分基层医院的医疗条件及诊疗水平还不能满足子宫内膜癌患者保留生育功能治疗所需的条件，所以建议患者前往大型三甲医院进行保留生育功能治疗，为患者的安全诊治护航。

2. 严密的随访不可省

一旦开始进行保留生育功能治疗，必须遵医嘱按时返院复查，严密随访以评估患者目前治疗疗效及能尽早发现其他可能出现的异常情况。如果在服药期间有任何不适，比如阴道大出血、腹痛等情况也需及时就诊，不可延误。若医生发现肿瘤未控的情况须立即终止保留生育功能治疗及时手术治疗。若医生发现肿瘤复发也能及时调整诊疗策略。

3. 科学控制体重不可少

肥胖本身就会给身体带来很多负担及负面的影响，对于子宫内膜癌患者来说，肥胖是子宫内膜癌预后的独立危险因素，所以肥胖是非常不利于肿瘤治疗的。肥胖也可能降低子宫内膜癌患者保留生育功能治疗后的受孕率和活产率。但是减肥需科学，不能盲目节食，也不能过强过度地运动，建议到营养科门诊用科学的方法进行安全有效的体重控制。

4. 积极受孕不可晚

年轻子宫内膜癌患者进行保留生育功能治疗的目的是能留给患者一个尽可能长的时间去完成生育。那么，一旦保留生育功能治疗成功后，需要患者积极地助孕，以期能尽早妊娠。因为妊娠不仅可以保护子宫内膜也可以降低子宫内膜癌的复发率。如果患者自身条件允许鼓励孕产二胎。如果因为个人因素无法及时受孕，建议遵肿瘤医生的建议长期地维持治疗并定期门诊随访。

（何翊娇　王建六）

三十二、得了子宫内膜癌切除子宫和卵巢，对生活质量有哪些影响

（一）切除子宫对生活质量的影响

1. 切除子宫后会不会出现脱垂

盆底功能异常是指盆底 3 个系统（泌尿系统、肛肠系统和生殖系统）中的一个或多个系统出现结构或功能异常所导致的一系列问题，主要表现为盆腔脏器脱垂、排尿异常及排便异常。但子宫切除术对盆底功能的影响尚无定论。一项针对 376 例因非脱垂指征而行子宫切除术的女性进行的前瞻性研究，未发现子宫切除术与盆腔脏器脱垂或尿失禁之间存在关联性。但也有研究发现全子宫切除术后盆底功能异常风险提高。因此，建议患者在子宫切除术后行盆底功能康复锻炼，有助于预防中远期盆底功能障碍。

2. 切除子宫后还可以有性生活吗

目前，子宫切除是否对性生活存在影响尚无定论。子宫切除消除了对阴道不规则流血、性交痛及妊娠等情况的恐惧心理，使得女性性生活更加和谐。但亦有学者认为，性功能需要正常的神经反射功能、解剖结构、血液供应和精神状态。子宫切除术后盆底支撑结构受损，阴道穹窿缩短可引起性交困难。子宫和阴道丛的破坏会引起性感觉的改变；同时子宫缺失、术后疼痛感、盆底解剖改变，使得女性产生心理障碍，而导致性功能下降。实际上，影响术后性生活的原因极其复杂，仍有待进一步研究。

3. 切除子宫后不会变成"男人"

我国传统观念上认为子宫是女性性别和生育的象征，失去子宫意味着丧失生育能力，将对自我形象、自信心、社会及家庭地位产生较大影响，继而产生一系列不良的心理反应，如抑郁、焦虑、绝望等。术前应充分向患者交待子宫切除后，并不会变成"男人"，而是不能再生育、不能再有月经来潮，且术

后应持续进行患者心理疏导。

（二）切除卵巢对生活质量的影响

卵巢兼具生殖、内分泌 2 大功能，合成分泌的激素在维持女性第二性征、保持正常生殖及内分泌功能等方面发挥重要作用。年轻的子宫内膜癌患者手术时一并切除卵巢，意味着患者提前进入绝经后状态，直接影响生活质量。有研究证实，自然绝经前卵巢切除更可能出现潮热、盗汗、抑郁等更年期症状，究其原因可能与绝经年龄密切相关。同时性生活质量下降，如阴道萎缩、干涩、性交困难等。另外研究发现，卵巢分泌的雌激素对心血管等各系统有一定的保护作用，卵巢切除导致雌激素水平骤降，与之相关联的心血管疾病、骨质疏松症、髋部骨折、性欲减退和认知功能障碍等疾病的风险相对增加。另有研究表明，绝经前患者切除卵巢还可增加阿尔茨海默病、帕金森病等认知障碍疾病的发生率。

（三）切除子宫和卵巢后怎么进行调节

1. 增加营养的摄入量

女性切除子宫和卵巢后需要合理饮食，增加营养的摄入量，平时饮食需要增加蛋白质和维生素的摄入量，尽量选择营养丰富易消化的食物，多吃些绿叶蔬菜和菌类食物对身体有好处。同时需要多饮奶制品或补充钙片，可以减少钙流失、预防骨质疏松。

2. 调节好心态

女性切除卵巢后，激素水平迅速下降，出现围绝经期综合征表现，容易出现烦躁的情绪，需要找到宣泄不良情绪的方法，保持好的心态，与周围人多沟通，增加适当的体能锻炼，增强身体素质，可以降低患各种疾病的风险，保持积极乐观的心态，避免抑郁情绪的产生。

3. 加强身体锻炼

平时要根据身体状况，选择合适的运动方式，不宜进行重体力的劳动，最好不要进行剧烈的运动，每天坚持慢跑和散步，具有调节身体的作用，并且能加快人体新陈代谢，可以起到延缓衰老的作用，并且能够排除人体内的有害物质，坚持锻炼也可以预防妇科病的发生。

（邓浩）

三十三、子宫内膜癌患者
在什么情况下需要化疗

1. **子宫内膜癌为什么需要化疗**

子宫内膜癌对化疗相对敏感，近年研究显示，子宫内膜癌术后给与化疗或联合的综合治疗具有较好疗效，可改善患者预后，提高生存率，或降低局部复发或远处转移率。因此，化疗已成为子宫内膜癌的综合治疗措施之一，主要适用于高危、转移或复发的子宫内膜癌患者。目前子宫内膜癌的化疗主要应用于早期高危的术后辅助化疗、晚期子宫内膜癌无法进行手术的单纯性化疗、术前新辅助化疗以及转移或复发患者的治疗，尤其对于晚期子宫内膜癌。

2. **术后选择辅助性化疗参考因素有哪些**

子宫内膜癌患者预后的因素包括：年龄 >60 岁、肿瘤深肌层浸润，分化差、淋巴脉管间隙浸润、肿瘤病灶大、子宫下段或宫颈间质受侵、腹膜后淋巴结转移、术后盆腔有残存病灶者及特殊病理类型子宫内膜癌（浆液性癌、透明细胞癌、未分化/去分化癌和癌肉瘤）。根据有无高危因素，将子宫内膜癌分为低危型、中危型和高危型。

子宫内膜癌患者术后，根据影响因素，进行分型，决定是否需要进行辅助化疗。其中高危子宫内膜癌患者出现复发和转移的概率高、预后差，术后辅助化疗有助于消灭潜在的复发和转移病灶，而低危或中危早期子宫内膜癌患者术后预后较好，尤其是低危型子宫内膜癌复发率 <5%。

3. **早期子宫内膜癌患者如何选择辅助化疗**

根据高危因素、肿瘤病理及基因分子检测，将早期子宫内膜癌分为低危型、中危型及高危型，目前对早期患者是否进行辅助化疗尚存在争议，仅高危患者，包括低分化、合并大片脉管浸润（非局灶性），尤其合并有深肌层或子宫颈侵犯者，特殊病理类型患者，可选择化疗。

因为这些类患者术后行辅助放疗，有相当一部分患者出现远处转移，故多数学者推荐加用化疗。目前推荐的化疗方案为紫杉醇 + 卡铂。

4. 特殊类型子宫内膜癌如何进行辅助化疗

特殊类型子宫内膜癌包括浆液性癌，透明细胞癌，未分化 / 去分化癌和癌肉瘤等。术后根据分期进行辅助治疗方式选择，如为 I A 期可观察（仅适用于全子宫切除标本，无肿瘤残留患者）或化疗 ± 阴道近距离放疗或外照射放疗 ± 阴道近距离放疗；为 I B~Ⅳ期，行化疗 ± 外照射放疗 ± 阴道近距离放疗。早期透明细胞癌术后辅助化疗不一定获益，Ⅲ期患者术后辅助化疗 + 外照射可能获益。I ~Ⅲ期癌肉瘤患者可考虑术后放疗后辅助化疗或者化疗 - 放疗 - 化疗 "三明治" 方案。

5. 晚期或复发子宫内膜癌如何辅助化疗

对于无法切除的子宫内膜癌，如盆腔肿瘤，阴道、膀胱、直肠等，考虑放疗 + 近距离放射性治疗 ± 化疗或单纯化疗；腹壁外或肝发现转移灶时，应直接化疗 ± 放疗 ± 激素治疗。Ⅳ期子宫内膜癌患者治疗首选化疗。原位或局部复发的患者也应考虑化疗。

6. 晚期子宫内膜癌是否可以在手术前先进行化疗

新辅助化疗是指在实施局部治疗方法，如手术前所做的全身化疗，目的是使肿块缩小及早杀灭看不见的转移细胞，以利于后续的手术治疗。80%的Ⅳ期内膜癌患者可通过新辅助化疗，获得满意肿瘤细胞减灭术，且新辅助化疗可减少患者手术时间和住院时间，改善患者生活质量，但对无进展生存时间和总体生存率无明显改善。目前新辅助化疗在治疗子宫内膜癌的临床疗效、适应人群、化疗方案、疗效、化疗后手术时机的选择等方面已经初步达成共识。

7. 子宫内膜癌化疗常用药物与方案有哪些

化疗为晚期或复发子宫内膜癌的综合治疗措施之一。中国妇科恶性肿瘤专家共识及美国 NCCN 专家共识推荐，首选化疗方案是卡铂 + 紫杉醇（用于癌肉瘤为 1 级证据）、卡铂 + 紫杉醇 + 曲妥珠单抗（用于Ⅲ期 /Ⅳ期或复发的 HER2 阳性子宫浆液性腺癌），其他推荐联合化疗方案和化疗药物包括：卡铂 / 多西他赛，顺铂/多柔比星，顺铂/多柔比星/紫杉醇，卡铂/紫杉醇/贝伐珠单抗（仅用于晚期及复发病例），顺铂、卡铂、多柔比星、脂质体阿霉素、紫杉醇、白蛋白紫杉醇、拓扑替康、贝伐珠单抗、替西罗莫司、多烯紫杉醇（2B级证据）、异环磷酰胺（用于癌肉瘤）、异环磷酰胺/紫杉醇（用于癌肉瘤）、顺铂/异环磷酰胺（用于癌肉瘤）。

在所有可用的治疗药物方案中，反应率约为10%~15%。因此，鼓励进行临床试验。紫杉醇周疗和蒽环类药物（包括聚乙二醇脂质体阿霉素）是有效的药物。无铂间隔长的患者（8~79个月，平均25个月）可以考虑再用卡铂，有效率为50%。因此，对复发、转移或高危患者，若患者能耐受，推荐多药联合化疗方案，必要时候与靶向治疗、内分泌药物治疗及免疫治疗联合。

8. 子宫内膜癌放化疗期间常用化疗药物有哪些

同步放化疗是一种综合治疗，是子宫内膜癌临床治疗的一种治疗方式，是指在放疗的同时，给予患者化疗药物，以增强放疗的效果，包括单独使用同步放化疗，术前同步放化疗，术后同步放化疗等。同步放化疗相比于单纯的放疗疗效更好，副作用更小。放疗期间采用化疗方案包括联合方案如紫杉醇+顺铂、紫杉醇+5-氟尿嘧啶，或单药方案，如紫杉醇或顺铂周疗。

（沈晓燕 李小平）

三十四、子宫内膜癌患者在什么情况下需要放疗

放疗是子宫内膜癌重要的辅助治疗方法，本部分将描述子宫内膜癌的放疗方法，以及什么情况下需要进行放疗。

（一）子宫内膜癌的放疗方法

1. 腔内放疗

腔内放疗又叫后装放疗，简称内放，通过使用 ^{192}Ir 源高剂量率后装治疗机，照射阴道残端和阴道，参考点于阴道黏膜下 0.5cm，每周治疗 1~2 次。腔内放疗可单独应用，也可作为盆腔外照射后的补量治疗。临床上治疗前要先根据患者的情况及术后阴道解剖结构的改变情况来选择合适类型和大小的施源器，常用的有柱状施源器、卵圆体施源器等（图 22）。

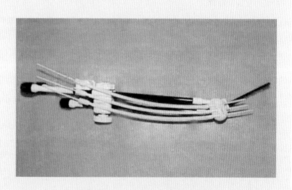

图 22　后装放疗施源器

2. 盆腔外照射

盆腔外照射简称外放，通常是采用医用直线加速器（图 23）产生的高能 X 射线，聚焦在盆腔淋巴引流区、阴道残端和宫旁组织。目前多应用 CT 模拟定位，进行三维适形或调强放疗，每天治疗 1 次，每周治疗 5 天，总疗程 5 周左右。

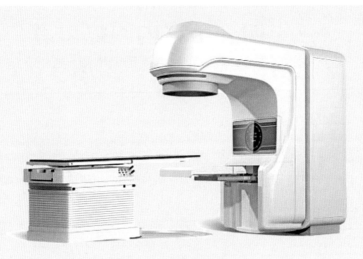

图 23　医用直线加速器

（二）什么情况下需要放疗

　　放疗分为根治性放疗、术前放疗及术后放疗，除少数由于身体原因不适宜手术者可选择根治性放疗外，绝大多数患者的标准治疗为手术治疗，根据术后病理决定是否需要进行术后放疗及化疗。手术病理的危险因素包括：组织学类型、组织学分级、肌层浸润深度、淋巴血管间隙受累、宫颈受累和宫外受累等。术后放疗的目的是对可能潜在的亚临床病灶区域进行预防照射，以提高疗效；对有残留的病灶区域进行照射，以减少复发。

1. I期子宫内膜癌的术后放疗

　　I期患者的高危因素包括：年龄 >60 岁、淋巴脉管间隙浸润、肿瘤大小、子宫下段或宫颈腺体浸润。IA 期无高危因素者，G_1（高分化）可术后观察，G_2（中分化）和 G_3（低分化）可采用单纯腔内放疗；IA 期有高危因素者，G_1 可采用单纯腔内放疗，G_2 和 G_3 可采用腔内放疗 ± 盆腔外照射。IB 期无高危因素者，G_1 和 G_2 可采用单纯腔内放疗，G_3 可采用腔内放疗 ± 盆腔外照射；IB 期有高危因素者，G_1 和 G_2 可采用腔内放疗 ± 盆腔外照射，G_3 可采用盆腔外照射 + 腔内放疗。

2. Ⅱ期子宫内膜癌的术后放疗

Ⅱ期 G_1 可行腔内放疗 ± 盆腔外照射，G_2 和 G_3 可行盆腔外照射 + 腔内放疗。

3. Ⅲ期子宫内膜癌的术后放疗

Ⅲ期包括ⅢA、ⅢB 和ⅢC 期，均建议行盆腔外照射 + 腔内放疗，其中ⅢC 期患者需根据情况增加腹主动脉延伸野照射。

4. Ⅳ期子宫内膜癌的术后放疗

ⅣA、ⅣB 期已行减灭术并无肉眼残存病灶或显微镜下腹腔病灶时，以全身化疗为主要治疗，根据具体情况加用局部放疗。

（郑晔）

三十五、子宫内膜癌患者在什么情况下需要内分泌治疗

-------------------- （一）什么是子宫内膜癌内分泌治疗 --------------------

如前所述，子宫内膜癌发病与长期雌激素刺激密切相关，临床上通过药物减少雌激素生成或拮抗雌激作用从而治疗子宫内膜癌的方法即为子宫内膜癌内分泌治疗法。该方案使用方法简便，创伤及不良反应小，安全性较高，在临床应用中获得了一定关注。但因确切治疗机制尚在探索，用药剂量及方案尚未统一，临床疗效也存在争议，使用内分泌治疗需要符合适应证。

-------------------- （二）什么情况适合内分泌治疗 --------------------

（1）年轻内膜癌患者保留生育功能。

（2）晚期、复发性的子宫内膜癌：2020 年 NCCN 指南推荐可用于低级别或雌激素受体（ER）/孕激素受体（PR）阳性的晚期、复发性的子宫内膜样腺癌的非一线治疗。

（3）各类临床试验：如 ER/PR 阳性的临床早期内膜样癌患者术后辅助治疗，目前疗效尚有争议。

-------------------- （三）常用的内分泌治疗药物有哪些 --------------------

1. 孕激素

孕激素是子宫内膜癌内分泌治疗最常用的药物。保留生育的内膜癌患者首选孕激素单药治疗；晚期、复发性内膜癌患者应用内分泌治疗时首选含孕激素的联合治疗。常用药物及推荐剂量：醋酸甲羟孕酮（MPA）250~500mg/d、

· 110 ·

醋酸甲地孕酮（MA）160~320mg/d。

2. 选择性雌激素受体调节剂

选择性雌激素受体调节剂（SERMs）是一类非甾体化合物，能与 ER 结合，依据靶组织和激素内环境的不同，可表现为雌激素激动剂和 / 或雌激素拮抗剂。他莫昔芬（TAM）是激素依赖型乳腺癌的最常用的内分泌治疗药物，长期应用（≥2 年）可增加内膜癌发病风险。有趣的是，TAM 也是内膜癌的内分泌治疗药物之一。有研究提示 TAM 可诱导 PR 合成，从而提高内膜癌孕激素治疗的反应率。近年来有 Meta 分析提示他莫昔芬联合孕激素治疗是晚期、复发性内膜癌的有效二线治疗方案。2020 年 NCCN 指南推荐晚期、复发性内膜样腺癌患者采用内分泌治疗方案时首选 MPA/TAM 或 MA/TAM 联合方案，但未给出具体药物用法及剂量。药物剂量可参考前期美国的 GOG 临床试验：①MPA 200mg/d+TAM 40mg/d 交替应用共 1 周；②MA 80mg b.i.d.+TAM 20mg b.i.d. 交替应用共 3 周。对于其他 SERMs 如托瑞米芬等药物是否能应用于子宫内膜癌治疗目前尚无明确报道。

3. 芳香化酶抑制剂

芳香化酶抑制剂能特异性导致芳香化酶失活，抑制雌激素生成，多用于 TAM 治疗失败的绝经后晚期乳腺癌患者。目前芳香化酶抑制剂治疗内膜癌的研究仍以 II 期临床试验为主。在内膜癌保留生育功能患者的治疗中专家共识推荐若孕激素治疗未获完全缓解可在重新评估后选用来曲唑（2.5mg/d）作为二线替代治疗。2004 年，加拿大一项 II 期临床多中心研究报道，在 32 例使用来曲唑单药（2.5mg/d）治疗绝经后晚期或复发性内膜癌患者中仅有 1 例达到完全缓解，2 例部分缓解。近年陆续有研究报道来曲唑及依维莫司联合用药可使晚期或复发性内膜癌患者获益，其中 PR 阳性患者获益更多。因现阶段研究较少，其临床疗效有待积累数据后进一步评价。

4. 促性腺激素释放激素激动剂

促性腺激素释放激素激动剂（GnRHa）可通过 ER 或 PR 非依赖途径治疗内膜癌。对于不能耐受大剂量全身孕激素治疗的保留生育功能患者，专家共识推荐采用 GnRHa 3.6mg/3.75mg 每 28 天皮下注射，或可放置左炔诺酮宫内缓释系统（LNG-IUS）进行治疗。也有研究提示 GnRHa 治疗晚期或复发内膜癌安全易控，可使患者获益。GnRHa 近年来因其应用简便及副作用轻微等优点广受关注，相关临床数据也在逐步积累中，值得期待。

（赵路阳）

三十六、子宫内膜癌免疫靶向治疗方法有哪些

························ （一）子宫内膜癌的免疫治疗 ························

1. 什么是免疫治疗

免疫治疗是指针对机体低下或亢进的免疫状态，人为地增强或抑制机体的免疫功能以达到治疗疾病目的的治疗方法。免疫治疗的具体方法有很多，适用于多种疾病。肿瘤的免疫治疗就是激发和增强机体的免疫功能从而达到控制和杀灭肿瘤细胞的目的。在有效的抗肿瘤免疫过程中，免疫细胞/分子被抗原识别信号激活，同时众多的共刺激信号和共抑制信号精细调节免疫细胞/分子反应的强度和质量，这些抑制信号即为免疫检查点。在生理情况下，共刺激分子与免疫检查点分子保持平衡，从而最大程度减少对于周围正常组织的损伤，维持对自身组织的耐受、避免自身免疫反应。而肿瘤细胞利用此机制，通过异常上调免疫检查点分子及其相关配体，抑制免疫细胞/分子反应的强度和质量，进而逃避免疫杀伤，从人体免疫系统中逃脱存活下来。因此针对免疫检查点分子及其相关配体的抑制和阻断是增强免疫细胞/分子反应的有效策略之一，也是抗肿瘤药物研发的热门方向。近年来免疫检查点抑制剂在黑色素瘤、肺癌、肾癌、霍奇金淋巴瘤等多种肿瘤治疗中取得了一定疗效。

2. 常见免疫检查点抑制剂有哪些

目前研究较为成功的免疫检查点抑制剂作用途径主要包括 T 细胞表面表达的 T 淋巴细胞抗原 4（CTLA-4）和程序性死亡受体 1（PD-1）。内膜癌的免疫治疗试验主要集中于 PD-1 及其配体 PD-L1。已批准上市的针对 PD-1 的制剂包括：纳武利尤单抗（Nivolumab，又称 O 药）、帕博利珠单抗（Pembrolizumab，又称 K 药）。

3. 子宫内膜癌的免疫治疗进展

内膜癌免疫治疗开展较晚，尚在早期起步阶段。2017 年 5 月，FDA 批准了 K 药用于治疗不可切除或转移的微卫星不稳定超突变（MSI-H）型或者 DNA 错配修复缺陷（dMMR）型实体瘤的患者，而无需考虑肿瘤部位或组织学类型；2017 年 7 月，*Science* 杂志发表的论文显示 15 例伴有 dMMR 的子宫内膜癌患者在接受 K 药治疗后客观缓解率为 52%，疾病控制率为 73%。2018 年，FDA 受理 K 药单药治疗肿瘤突变负荷高（TMB-H）且既往治疗后疾病进展的患者的补充生物制品许可申请并授予优先审评资格，对于 POLE 超突变型内膜癌的治疗又有了进一步依据。2019 年，K 药获 NCCN 指南推荐成为 MSI-H/dMMR 复发、转移和高危子宫内膜癌系统治疗的有效方案。目前国际注册 PD-1/PD-L1 治疗内膜癌的在研临床试验有 40 余项，多为探索用药疗效及安全性以及晚期或复发患者的维持治疗。

4. 哪类患者最适合进行免疫治疗

（1）MSI-H/dMMR 型内膜癌患者。

（2）POLE 超突变型内膜癌患者。

（3）免疫组化检测 PD-L1 阳性（表达≥1%）患者。

（4）晚期、复发性内膜癌患者临床试验性治疗。

（二）子宫内膜癌的靶向治疗

1. 什么是靶向治疗

靶向治疗是在细胞分子水平上针对已经明确的致癌位点的特异性治疗方式，该位点可以是肿瘤细胞内部的一个蛋白分子，也可以是一个基因片段。由于已经明确致癌位点，可设计相应的治疗药物，药物进入体内会特异地选择与致癌位点相结合发生作用，使肿瘤细胞特异性死亡，而不会波及肿瘤周围的正常组织细胞，所以分子靶向治疗又被称为"生物导弹"。多种肿瘤已有靶向治疗相关临床应用，如表皮生长因子受体（EGFR）抑制剂西妥昔单抗和帕尼单抗用于治疗转移性结直肠癌，多腺苷二磷酸核糖聚合酶（PARP）抑制剂奥拉帕利用于治疗卵巢癌且已在临床上取得了较好效果。

2. 子宫内膜癌常见靶向治疗药物有哪些

在子宫内膜癌靶向治疗中，抗血管生成药物和 PI3K/AKt/mTOR 抑制剂已在临床上取得一定疗效。GOG 一项大型临床试验纳入了 349 例晚期或复发性子宫内膜癌患者，通过对比分析发现存在 *CTNBB1* 突变的患者在接受贝伐珠单抗（抗血管生成药物）治疗后可获得更长的无进展生存期，存在 *TSC2* 体细胞突变的患者替西罗莫司（mTOR 抑制剂）具有更好的疗效。另外，在卵巢癌治疗中崭露头角的 PARP 抑制剂在内膜癌中也逐渐受到关注。Westin 等人在 2018 年 ASCO 会议上报道了一项奥拉帕利与 Vistusertib（mTOR 通路抑制剂）联合治疗多种妇科复发性恶性肿瘤的 I 期临床研究初步结果显示复发性内膜癌的客观有效率为 27%，临床获益率达 50%。此外，小分子高效 VEGF 受体酪氨酸激酶抑制剂西地尼布联合奥拉帕利治疗晚期、复发、转移性内膜癌的Ⅲ期临床试验于 2018 年启动，正在补充对照组资料，结果值得期待。

·········（三）子宫内膜癌的免疫靶向联合治疗·········

随着靶向治疗和免疫治疗的迅速发展，在子宫内膜癌治疗中，研究者越来越关注于免疫治疗与其他靶向药物及化疗相结合，以期提高患者免疫力，延缓肿瘤进展时间。一项临床研究将 K 药和乐伐替尼（酪氨酸激酶的多激酶抑制剂）联合治疗晚期子宫内膜癌患者，结果在治疗的第 24 周，纳入的 53 例患者中有 21 例获临床缓解。另一项研究采用 K 药联合乐伐替尼治疗早期内膜癌试验也显示出较好的抗肿瘤活性和可控的不良反应。基于 K 药和乐伐替尼的抗肿瘤活性，FDA 于 2019 年 9 月批准该组合用于治疗非 MSI-H/dMMR 的转移性子宫内膜癌。随着免疫治疗联合靶向治疗的研究不断发展，以及基于分子分型的靶向治疗的提出，子宫内膜癌的治疗疗效有望得到进一步提升，以及更快实现精准医疗目标。

（赵路阳）

三十七、子宫内膜癌预后好吗

大部分子宫内膜癌患者为子宫内膜样癌，且多数就诊时为疾病早期，因此，大部分患者预后良好。

1. 影响子宫内膜癌预后的因素有哪些

（1）肿瘤的恶性程度及病变范围，包括手术病理分期、组织学类型、肿瘤分级（主要因素），淋巴结转移情况。

（2）患者全身状况：患者一般状况好，没有严重合并症如心肺功能障碍、免疫系统疾病。

（3）治疗方案的选择。

（4）肿瘤的分子特征：包括雌激素受体（ER）、孕激素受体（PR）、P53 和 p16、PTEN、HER2 的表达情况及微卫星不稳定性。

（5）分子分型检测：目前美国已经把分子分型列入子宫内膜癌预后评估及指导临床治疗。常用的 TCGA 分型（the cancer genome atlas，癌症基因组图谱）中，POLE 突变型预后最好，高拷贝型预后最差。

（6）其他因素：年龄较大、种族等。

2. 不同期别子宫内膜癌的预后情况

通常情况下Ⅰ期及Ⅱ期子宫内膜癌为早期子宫内膜癌，Ⅲ期及Ⅳ期子宫内膜癌为晚期子宫内膜癌，Ⅰ期子宫内膜癌患者的 5 年生存率为 80%~90%，Ⅱ期子宫内膜癌的 5 年生存率为 70%~80%，Ⅲ期和Ⅳ期为 20%~60%。具体数据见表1。

表 1　FIGO 分期及 5 年生存率

FIGO 分期	子宫内膜癌 5 年生存率 / %
I 期	
I A	90.3
I B	80.8
II 期	80.5
III 期	
III A	68.5
III B	53.1
III C	
III C$_1$	58.3
III C$_2$	51.2
IV 期	
IV A	22.0
IV B	21.1

引自：SEER 数据库。

3. 子宫内膜癌复发患者的预后

复发癌的治疗都不是治愈性的，都是姑息性的，是以延长患者生存时间和改善患者生存质量为目的的。相对来讲，子宫内膜癌的预后较好，其复发癌的预后也相对较好。盆腔内单个复发癌灶治疗后 5 年生存率达 30%，盆腔内多个转移灶治疗后 5 年生存率仅有 20%。但子宫内膜癌复发患者的预后因人而异。

子宫内膜癌复发患者的预后与确诊复发的时间间隔、患者的健康状况、肿瘤复发的部位及其数量、复发后的治疗措施以及某些肿瘤相关基因的表达等多方面的因素密切相关。

（郝娟　梁旭东）

三十八、子宫内膜癌患者
治疗后如何随访

由于 75%~95% 子宫内膜癌在术后 2~3 年内复发，也有远期复发，故治疗后定期去门诊复查非常重要。子宫内膜癌患者的随访主要包括症状监测及体格检查。

1. 治疗周期中监测

是不是术后化疗或放疗后就不需要进行监测了？无论选择化疗还是放疗，无论应用了哪种化、放疗方案，其不良反应是不容忽视的。常见的化疗及放疗不良反应包括：恶心呕吐，过敏反应，骨髓抑制，肝、肾功能的损伤，心功能损伤，放疗后膀胱、直肠反应及其他特殊并发症。近期手术和/或放化疗的患者的随访：

（1）内容：包括患者的一般情况，血常规检查，肝肾功能检查，以及每疗程一次的超声、心电图、肿瘤标志物检查都是必要的。

（2）频率：治疗周期中需要每周随访，特别是化疗结束后的第一周，医生会根据患者的情况及时发现化疗药物不良反应如骨髓抑制的程度等并及时对症处理，必要时调整方案。

2. 治疗后监测

对于治疗结束后的患者的随访：术后 2 年内每 3 个月随访一次，其后 3 年每 6 个月 1 次，5 年后每年 1 次。

（郝娟　梁旭东）

三十九、子宫内膜癌治疗后
复查都要做哪些检查

（1）详细询问患者的病史，确定是否存在复发的症状。

（2）体格检查，盆腔检查（阴道断端细胞学检查，盆腔三合诊检查）。

（3）影像学检查，如盆腹腔超声，胸部 X 线，有临床指征的患者必要时做胸、盆腹腔 CT、核共振成像检查，怀疑复发及远处转移可行 PET/CT 等检查。

（4）阴道细胞学的检查（TCT）；血清 CA125 等肿瘤标志物的检查，研究发现肿瘤期别越高、分级越高、病灶范围越大、子宫肌层浸润越深，血清 CA125 水平越高。

（郝娟　梁旭东）

四十、子宫内膜癌能预防吗

随着医学的进步，人们逐渐认识到，子宫内膜癌的发生是一个长期、多阶段的过程，子宫内膜癌也逐渐被认为是一种可防可治的慢性病。虽然目前还没有明确的方法可以百分百预防子宫内膜癌，但是我们可以针对本书所介绍的子宫内膜癌发生发展的高危因素而采取相应的措施，通过多种方式降低患病风险。

1. 合理饮食：病从口入，你吃对了吗

随着人们经济水平的提高，越来越多的人钟情于高能量、高脂肪、高蛋白的食物，甚至是打着"卵巢保养"噱头的保健品，殊不知，这些看似"富贵"的食物中雌激素含量往往较高，一方面使女性月经初潮年龄提前，绝经年龄推迟，另一方面也导致高血压、糖尿病、肥胖等"富贵病"的发病率增高。所以，对于已经发现患有子宫肌瘤、子宫内膜癌等雌激素相关疾病的女性，不建议随便摄入这些食品，即使是健康的女性，也要谨慎服用，保持平衡的膳食结构，多吃水果、蔬菜、大豆以及大豆制品，譬如黄瓜、白萝卜、韭菜、辣椒、冬瓜等。蔬菜和水果中含有多种预防癌症的维生素和矿物质，即胡萝卜素、维生素 C、维生素 E 及微量元素硒等。有研究证实，每天进食 400g 蔬菜和水果，可使子宫内膜癌的发病率降低 30%~40%。此外，茶和咖啡也有助于降低子宫内膜癌的风险。

2. 适量运动：今天你迈开腿了吗

当今社会中许多人成为了"久坐一族"，缺乏运动使得她们年纪轻轻却患上了高血压、糖尿病、肥胖等疾病。适量的运动可以通过改善体内激素及其受体的功能状态，降低这些"富贵病"的发生，从而降低了子宫内膜癌的发生风险。久坐的女性患子宫内膜癌的风险升高，而运动量大的女性患子宫内膜癌的风险较低，推荐每周至少 5 天进行至少 30 分钟的中等强度至高强度体力活动。瑞典一项大型研究发现，体重指数（BMI）每增加一个单位，子宫内膜癌的风险就增加 9%，BMI 值若超过 $34kg/m^2$，患癌风险可高达 5 倍。加强锻炼，控制体重，改善胰岛素抵抗。要想不被子宫内膜癌纠缠，不妨现在就动起来吧。

3. 定期体检：小体检，大益处

子宫内膜癌早期无明显症状，通常在体检时发现，晚期可以出现阴道流血、阴道排液、疼痛等症状。为了尽可能在早期确诊子宫内膜癌，必须要重视体检，建议 30 岁以上女性每年都进行妇科检查，尤其是高危人群。通常，我们采用经阴道彩超进行初步的筛查。在月经过后 3~7 天内或绝经后，妇科超声提示子宫内膜增厚不均或宫腔占位，若服用孕激素撤退出血后复查 B 超仍然存在，建议通过刮宫或者宫腔镜取出子宫内膜送病理，以排除子宫内膜癌。

4. 调节激素：科学使用孕激素拮抗雌激素

在健康的女性体内，雌孕激素维持在相互制约的平衡状态，这种平衡一旦被打破，细胞的增生就会失去控制，增加患子宫内膜癌的风险。也就是说，失去制约的雌激素是子宫内膜癌的主要元凶。对于渴望控制更年期症状的女性，不正规的治疗，比如单独应用雌激素，只会增加子宫内膜癌风险，建议在专业医师的指导下调节激素水平。在使用雌激素的同时，适当应用孕激素来制约雌激素，防止其达到过高的水平，从而保护子宫内膜。所以，更年期女性可以使用激素替代治疗，但是必须严格掌握激素替代治疗的适应证，合理使用，并严密监测。

5. 及时就诊：异常出血不可小觑

对于年轻女性来说，出现月经不规律时需要及时向医生咨询，在专业医师的指导下明确月经紊乱的原因，并调节月经周期。比如多囊卵巢综合征所导致的月经紊乱，周期可能延长到 60~90 天，甚至不用药物就没有月经。由于长期不排卵，这些女性的子宫内膜一直处于没有孕激素制约的高雌激素的环境中，容易在年轻时就发生子宫内膜病变。所以，年轻女性出现了月经紊乱后要及时就诊，在医生的指导下服用口服避孕药或者宫腔内放置曼月乐，防止增生的内膜发生恶变。围绝经期或绝经后女性出现异常子宫出血时更要提高警惕，及时就诊和治疗，必要时行子宫内膜活检，若病理提示为子宫内膜的不典型增生等癌前病变者，切除子宫也莫要犹豫。因此，不论是年轻女性还是围绝经期或绝经后女性，异常阴道流血往往是子宫内膜癌的早期预警信号。一旦出现异常情况，请及时就医并进行治疗。

总之，子宫内膜癌是一种进展缓慢的疾病，在日常生活要牢记以下五点：合理饮食，适量运动，定期体检，调节激素，及时就诊，通过调整生活方式降低患病风险。

（王婧元　王建六）

四十一、子宫内膜癌患者的营养与饮食

1. **子宫内膜癌患者的营养状况如何**

与大家印象中的恶性肿瘤不同，子宫内膜癌患者发生恶病质的概率较低，相反，肥胖或超重患者比例较高，约68%的早期子宫内膜癌患者肥胖。这类肥胖人群容易合并高血压、2型糖尿病、高脂血症、肺功能不全、代谢综合征等，手术相关并发症发生率也相对较高，进而增加患者的死亡率，肥胖也是影响子宫内膜癌患者化疗药物疗效以及生活质量的重要因素。

除了肥胖（营养过剩），营养不足在少数群体——非雌激素依赖型子宫内膜癌患者中也比较常见，这类患者往往平均年龄较大，术前贫血及低蛋白血症、营养不足的发生率高。不论哪一类型的子宫内膜癌患者，如果对其进行早期营养干预，均有助于缩短住院时长、肠道恢复时间，降低术后并发症的发生率，还有助于提高患者对临床治疗的耐受性和依从性。因此，营养治疗是肿瘤治疗中一项重要的辅助措施，对于子宫内膜癌患者而言，个体化的营养评估和营养治疗十分重要。

2. **如何评估子宫内膜癌患者的营养状况**

作为患者或家属，首先可以简单地通过以下问题来初步判断营养状况，如果有任何一个问题回答"是"，则说明患者具有营养风险，建议寻求主治医生或营养医师的帮助，进行深入的营养评估和治疗。

（1）体重指数（BMI）超过$25kg/m^2$，或者低于$18.5kg/m^2$。

（2）近期1~3个月体重下降超过5%，或体重增幅较大。

（3）一周内进食量明显减少、食欲减退，轻微恶心、呕吐、腹胀等。

（4）化疗或放疗后出现以下任何一个副作用：胃肠道不良反应大、消化道黏膜损伤、腹泻、骨髓抑制等。

（5）慢性便秘或排便费力等。

（6）合并其他慢性病如高血压、冠心病、贫血、低蛋白血症、慢性肾病、高尿酸血症等。

通过以上的营养风险筛查，具有营养风险的患者应该接受更详细的营养相关体格检查如握力、上臂围、小腿围、人体成分等，通过肿瘤患者专用营养评估量表 PG-SGA、MNA 等，来明确患者有无营养不良及其严重程度，同时结合患者的实验室检查和病史确定综合营养治疗方案。

3. 如何选择营养治疗途径（五阶梯治疗法）

并不是所有的子宫内膜癌患者在整个治疗过程中都需要营养治疗。营养状态良好或仅有轻度营养不良，并预期经口饮食足够的肿瘤患者在手术、化疗时无需特殊营养支持。肥胖的子宫内膜癌患者建议进行医学营养减重管理。

肿瘤患者若有严重营养不良或因胃肠道功能障碍，或因机体代谢、药物、放化疗等因素导致饮食摄入不足的时间超过 1 周，应考虑给予肠内或肠外营养支持。

目前肿瘤患者可以选择的营养治疗途径包括：经口饮食，肠内营养（包括口服营养补充剂和管饲营养），肠外营养（静脉营养）。什么情况下选择哪一种营养治疗途径？针对这个问题，中国抗癌协会提出了"肿瘤营养干预五阶梯模式"（图 24），该模式也同样适用于子宫内膜癌患者。如果采取下一阶梯的营养干预治疗后，患者的摄入量不足目标能量的 60%，且持续 3~5 天以上，需选择上一阶梯的营养治疗途径。举一个简单的例子：一个子宫内膜癌术后化疗的患者，出现了食欲缺乏、恶心、腹胀等症状，最近一周饭量较之前减少了一半，针对这个患者我们选择第二阶梯的治疗：饮食 + 口服营养补充剂，即在常规食物基础上用预消

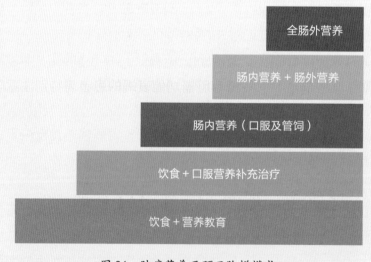

图 24　肿瘤营养干预五阶梯模式

化的口服营养制剂进行营养补充，满足其全天的能量、蛋白质以及微量营养素等营养需求，如果该患者出现了吞咽障碍，经口进食量进一步下降，可能需要考虑鼻胃管或鼻肠管等管饲喂养途径。

4. 子宫内膜癌患者的常规营养处方

该营养处方需要依据肿瘤发展的程度、肿瘤类型及患者的全身情况进行综合考虑。

（1）热能：超重或肥胖的患者，每日给予热能 20~25kcal/kg 标准体重，通过减少全天热量摄取，争取将体重指数控制在 18.5~24.9kg/m^2。无明显消耗的患者，每日给予热能 25~30kcal/kg 标准体重，消瘦或明显消耗的患者 30~35kcal/kg 标准体重。

（2）蛋白质：应给予患者足量、优质蛋白质。一般可按每日 1.0~1.5g/kg，严重营养不良或低蛋白血症者，可达每日 1.5~2.0g/kg。以标准体重为 60kg 的男性患者为例，如果其营养状况良好，经口饮食摄入正常，则每日摄入蛋白质 60~90g；若其近期体重下降明显，存在严重营养消耗，则应增加蛋白摄入，每日至少 90g 蛋白质，其中动物性优质蛋白需达 50%。

（3）碳水化合物、脂肪：建议全天热量的 50%~55% 由碳水化合物提供，25%~30% 由脂肪提供。其中主食是碳水化合物的主要食物来源，能给人体提供热量，建议全天主食摄入量 200~300g/d，其中粗杂粮不少于 1/4，尽量避免过量精制糖、蜂蜜、果汁等甜味食品。脂肪的食物来源以精瘦肉、鱼虾、坚果、植物油为主，避免过多饱和脂肪酸的摄取。

（4）水、电解质：水一般给予每日 30~40ml/kg。同时参照血生化指标及出入量，按"量出为入"的原则，使每日尿量维持在 1 000~1 500ml，血电解质维持在正常范围。老年人及有心、肺、肾等脏器功能衰竭的患者需特别注意防止摄入液体过多。

（5）微量元素和维生素：子宫内膜癌症患者由于消耗多、摄入不足，加上各种治疗如手术、化疗和放疗的影响，容易缺乏微量元素和维生素，应注意监测，适当补充。

［注：标准体重（kg）= 身高（cm）-105］

5. 围手术期、放化疗阶段如何调整食物

各种抗肿瘤治疗可能使患者出现恶心、呕吐、食欲减退和咽喉疼痛等症状，需调整食物以改善其进食状况。

（1）呕吐、食欲减退：少食多餐，吃清淡易消化的流食、半流食，如面条、面片、消化饼干、烤馒头片，尽量避免过甜、油腻或油炸食物。可用酸梅、陈皮、无花果等食物来提高食欲，还要注意餐后1个小时内应控制饮水以免食物反流引起呕吐。

（2）腹泻：选择易消化、低渣、清淡的软食。避免坚硬、粗糙、油腻、刺激的食物如坚果、全麦、杂豆，避免产气的食物如洋葱、韭菜、萝卜、口香糖、碳酸饮料等。在腹泻阶段建议停用全脂牛奶，可考虑加用益生菌调节肠道菌群，改善腹泻症状。

（3）口腔溃疡：用含维生素 B_2、维生素 B_6 的复方漱口水于饭前饭后漱口，能促进溃疡的愈合。严重患者可考虑自制匀浆等流食或肠外营养。

（4）口腔或咽喉疼痛：选择质软、清淡、温热或偏凉的食物，避免粗糙、干硬、酸咸的食物，如烤面包片、麦片、烧饼、膳食纤维多的水果和蔬菜、酸味的果汁、咸菜。

（5）术后伤口愈合不良

1）保证优质蛋白的充足：饮食中足量的优质蛋白质有助于促进伤口愈合，减少感染，严重的蛋白质缺乏可使组织细胞再生缓慢，肉芽组织形成不良。富含蛋白质的食物包括蛋类、奶制品、瘦肉、鱼虾、豆制品等。

2）保证微量营养素的充足：维生素 A、维生素 C、维生素 E 有助于促进伤口愈合，从而使术后患者的身体更快恢复。西瓜、奇异果、甜瓜、柚子、橘子、柿子等食物富含维生素和膳食纤维。锌的缺乏影响伤口愈合，存在低锌血症的患者，需要适当口服补充。

3）保证适量的优质脂肪：脂肪不应过量，但也不该缺乏，尤其是植物油中所含的多不饱和脂肪酸和单不饱和脂肪酸。保证适量的优质脂肪，还可以促进脂溶性维生素 A、维生素 E 的吸收，有助于伤口愈合。

6. 子宫内膜癌患者的常见营养误区

误区一：高汤 = 高营养

家属为患者煲汤，如乌鸡汤、牛尾汤、鱼汤、海参汤等，认为精华都在汤里。所以医生经常看到患者喝汤、家属吃渣的奇怪情景。事实上据科学测试，汤的营养只有原料的 5%~10%，主要是含有非蛋白氮、嘌呤、脂肪、少量游离氨基酸，少量的钾、钠、钙、镁等离子，营养密度低。而大部分营养（特别是蛋白质）都留在渣里了。因此，建议患者能吃的尽量汤和渣一起吃，除非消化能力差，病情限制不能吃渣，那就只好喝汤了。大量喝汤，脂肪和嘌呤摄入高，会影响其他食物的摄入，反而容易导致营养不良。

误区二：吃得越营养，肿瘤长得越快

关于营养"喂养肿瘤"的争论未见科学证据，不应作为肿瘤患者减少或停止使用营养支持的理由；营养及代谢干预的主要目的并非治疗肿瘤，而是维持或改善食物摄入及调整代谢紊乱，维持骨骼肌质量及体能，减少治疗中断的风险，改善生活质量；研究显示适宜的营养支持可帮助患者降低放化疗的不良反应，提高患者对治疗的耐受程度以及生活质量。

误区三：肉类会助长癌细胞，素食比较好

有些术后患者，相信牛肉、鸡肉等是"发物"，不利于伤口愈合，所以术后长时间吃素食，造成热量、优质蛋白质摄入不足，反而造成免疫力持续下降，伤口不易愈合，增加感染风险。

误区四：认为不吃东西可以把肿瘤饿死

肿瘤细胞可以快速分裂、生长，它可以利用机体正常细胞的营养。"饥饿疗法"容易造成营养不足，影响体内正常细胞的生长和保护作用，使自身免疫力下降，增加感染的风险。

误区五：迷信补品

很多肿瘤患者迷信"冬虫夏草""燕窝""人参""灵芝"等贵重补品。不是说以上补品不可以吃，而是不要过分追求某一种食物的免疫功效，更不能本末倒置，均衡饮食是基础，有助于整体提高机体免疫力！

（注：如果需要具体的营养治疗建议，请到专业机构的临床营养科咨询营养医师，进行个性化的营养评估。）

（王勃诗　柳鹏）

图书在版编目（CIP）数据

子宫内膜癌 / 王建六主编 . 一北京：人民卫生出
版社，2023.2
（肿瘤科普百科丛书）
ISBN 978-7-117-33276-7

I. ①子… II. ①王… III. ①子宫肿瘤－普及读物
IV. ①R737.33-49

中国版本图书馆 CIP 数据核字（2022）第 107265 号

人卫智网　www.ipmph.com　医学教育、学术、考试、健康，
　　　　　　　　　　　　　　购书智慧智能综合服务平台
人卫官网　www.pmph.com　人卫官方资讯发布平台

肿瘤科普百科丛书——子宫内膜癌
Zhongliu Kepu Baike Congshu——Zigong Neimoai

主　　编　王建六
出版发行　人民卫生出版社（中继线 010-59780011）
地　　址　北京市朝阳区潘家园南里 19 号
邮　　编　100021
E－mail　pmph @ pmph.com
购书热线　010-59787592　010-59787584　010-65264830
印　　刷　北京盛通印刷股份有限公司
经　　销　新华书店
开　　本　787×1092　1/16　　印张：9.5
字　　数　165 千字
版　　次　2023 年 2 月第 1 版
印　　次　2023 年 2 月第 1 次印刷
标准书号　ISBN 978-7-117-33276-7
定　　价　49.00 元

打击盗版举报电话：010-59787491　E-mail：WQ @ pmph.com
质量问题联系电话：010-59787234　E-mail：zhiliang @ pmph.com
数字融合服务电话：4001118166　　E-mail：zengzhi @ pmph.com